ETUDE CRITIQUE

SUR L'EXPECTATION

DANS LA PNEUMONIE

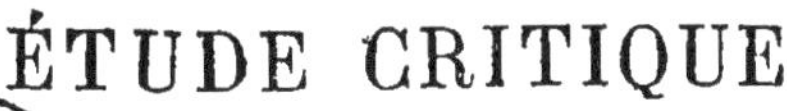

ÉTUDE CRITIQUE

SUR

L'EXPECTATION

DANS LA PNEUMONIE

PAR

Le Dr Jules LE BEUF

ANCIEN INTERNE DES HÔPITAUX DE PARIS.

PARIS

ADRIEN DELAHAYE, LIBRAIRE-ÉDITEUR

PLACE DE L'ÉCOLE-DE-MÉDECINE

1870

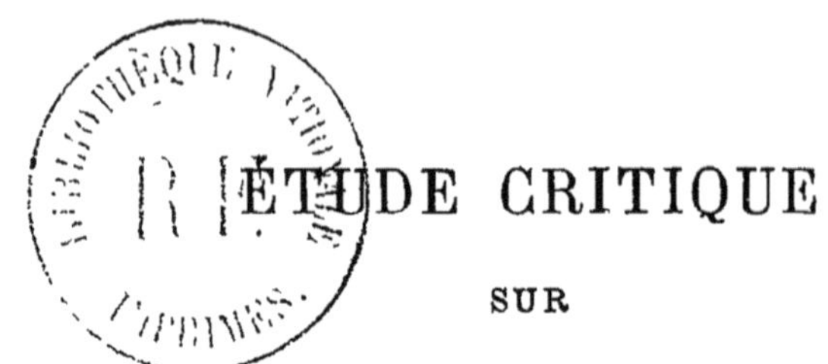

ÉTUDE CRITIQUE
SUR
L'EXPECTATION
DANS LA PNEUMONIE

« Vouloir généraliser à l'excès la méthode expectante....., c'est méconnaître le progrès des lumières et vouloir enchaîner le génie de la médecine au lit de Procuste. »

RENOUARD, *Hist. de la méd.* Paris, 1846, t. II, p. 505.

AVANT-PROPOS

La pneumonie a toujours été regardée comme une des maladies sur les lesquelles la thérapeutique avait le plus d'action et qu'il fallait combattre par les moyens les plus énergiques. La médication dont l'efficacité paraissait la moins contestable était surtout l'usage de la saignée. Celle-ci, naguère encore, était considérée comme le spécifique de la pneumonie. Suivant les théories et les doctrines prédominantes de chaque époque, les saignées furent faites plus ou moins nombreuses, plus ou moins abondantes. Au commencement de ce siècle, Rasori, Broussais, prenant le contre-pied des doctrines browniennes et poussant à l'excès l'emploi des médications débitantes, répandirent l'usage des émissions sanguines à haute dose dans le traitement de la pneumonie. Bouillaud, alors institua la formule des saignées répétées coup sur coup. A cette époque, Biett et Magendie, inaugurant une nouvelle méthode, traitèrent leurs pneumoniques par l'expectation et l'on vanta beaucoup les cures merveilleuses qu'ils obtenaient. Skoda et son élève Dielt, en Allemagne, Balfour et après lui Bennet, en Écosse, observèrent de leur côté la méthode expectante dans la pneumonie et firent paraître des statistiques dont les résultats inattendus étonnèrent le monde médical. Plusieurs observateurs, imitant cette pratique, se sont livrés depuis cette époque à de nouvelles études sur l'expectation, en Allemagne, en Hollande, en Suède, en Angleterre, mais leurs résultats n'ont pas été toujours conformes aux premiers. Un certain nombre de médecins, entre autres, Wunderlich, de Leipzig, Brandes, de Copenhague, Easton, d'Édimbourg, s'élevèrent contre les doctrines de Dielt et de Bennet. En France, l'expectation dans la pneumonie a surtout été observée chez les enfants. Les médecins français se sont montrés moins exclusifs, plus éclectiques, que les Allemands et les Anglais. Bordeu considérait, du reste, comme une affaire de tempérament, la tendance pour la méthode expectante ou pour les moyens actifs.

Les partisans de l'expectation ont surtout attaqué la saignée qu'ils regardent comme dangereuse. La plupart repoussent également les antimoniaux et vont jusqu'à nier l'utilité de toute espèce de médication dans la pneumonie. Actuellement, en Allemagne et dans le nord de l'Europe, en Angleterre, en Hollande, en Suède, la saignée n'est presque plus mise en pratique. En France, elle n'est pas repoussée d'une manière aussi exclusive, mais elle est beaucoup moins usitée qu'autrefois. Il est probable que les doctrines allemandes ont contribué à la discréditer. Cependant ces doctrines, trop absolues, peuvent être taxées d'exagération. Dielt, attribuant à la saignée la plupart des insuccès dans la pneumonie et n'acceptant dans aucun cas la médication antiphlogistique, s'est montré trop radical à cet égard. « Il est à craindre, » dit Walshe, cité par Leudet, « que nous n'apprenions bientôt à « nos dépens les inconvénients de l'abstention systé« matique des émissions sangines, après avoir anté« rieurement appris les dangers de l'exagération de « leur emploi. »

Je me propose de tracer d'abord l'historique de l'expectation dans la pneumonie et de résumer les principaux mémoires qui ont paru sur ce sujet.

J'étudierai ensuite les diverses méthodes appliquées par les différents auteurs sous le titre de *méthode expectante* et je chercherai à établir leur valeur thérapeutique.

Je discuterai, en troisième lieu, les documents sur lesquels s'appuient les partisans de l'expectation dans la pneumonie et je comparerai leurs résultats avec ceux qu'a fournis l'observation des autres méthodes de traitement, de la saignée en particulier.

J'essayerai enfin de poser les indications suivant lesquelles l'expectation doit ou peut être employée dans le traitement de la pneumonie.

CHAPITRE PREMIER

HISTORIQUE ET BIBLIOGRAPHIE

DE L'EXPECTATION EN GÉNÉRAL.

L'expectation en médecine a été pratiquée depuis les temps anciens sous le nom de médecine hippocratique ou médecine naturelle, parce qu'elle s'appuyait sur une doctrine mise en vogue par Hippocrate qui considérait la maladie ou le concours des symptômes comme un enchaînement régulier de phénomènes que la nature suscite dans un but de guérison et dont il importe de ne pas troubler la tendance spontanée sans une nécessité absolue. (Renouard, *Histoire de la Médecine*, 1846, t. II, p. 504.)

Je me bornerai, à propos de l'expectation en général, à signaler les principaux auteurs qui ont écrit sur ce sujet; j'entrerai dans de plus grands développements pour l'expectation dans la pneumonie.

Quesnay (*Traité de la saignée*; Paris, 1570) condamnait déjà la saignée au XVIe siècle; « elle a pour effet « de spolier la masse du sang de sa partie rouge qui « n'est plus suffisante pour entretenir les opérations « de la nature qui est, plus que les médecins et les re- « mèdes, le véritable agent qui travaille à la guérison « des maladies. »

Gédéon Harvey, vers la fin du XVIIe siècle, publia un ouvrage sur l'*expectation*, et donna, le premier, au terme, une définition bien déterminée. (*Art of curing diseases by expectation;* London, 1689. — *Ars curandi morbos expectatione;* Amstelodami, 1695.)

Stahl réfuta plus tard les exagérations que contenait l'ouvrage d'Harvey (*Ars sanandi cum expectatione opposita Arte curandi nuda expectatione;* Paris, 1730).

En 1776, l'Académie de Dijon proposa pour prix : « Déterminer quelles sont les maladies dans lesquelles « la médecine agissante est préférable à l'expectante « et celle-ci à l'agissante ; et à quels signes le méde- « cin reconnaît qu'il doit agir ou rester dans l'inac- « tion, en attendant le moment favorable de placer « les remèdes ? » Le prix fut décerné à Voulloune (*Mémoire sur le sujet proposé;* Avignon, 1776) et à Planchon (*le Naturisme*, etc.; Tournay, 1778).

Je citerai enfin : Pinel *Agissante* (*Médecine*) et *Expectation en médecine : Dictionnaire des sciences medicales*);

Vitet, de Lyon (*Médecine expectante*, 6 vol. in-8°, 1803);

Meynier (Thèse ; Paris, 1828. — *Essai sur l'expectation*);

Littré (*Expectation*, dans le *Répertoire général*) ;

Charcot (*De l'Expectation;* Thèse d'agrégation, 1857).

DE L'EXPECTATION DANS LA PNEUMONIE.

La méthode expectante dans la pneumonie ne date à proprement parler que d'une trentaine d'années. Cependant on voit déjà, au commencement du XVIIIe siècle, Boerhaave qui conseillait les moyens diététiques et les moyens hygiéniques, ainsi que Van

Swieten, son commentateur : 1° lorsque la pneumonie était légère ; 2° lorsque l'expectoration abondante et facile était accompagnée d'une diminution des symptômes ; 3° lorsque le même résultat survenait à la suite de selles abondantes ; 4° enfin, lorsque avant le septième jour, les urines étaient abondantes, épaisses, laissant déposer un sédiment rouge qui peu à peu passait à la couleur blanche (§ 850 à 853).

En 1828, Louis (1) contesta l'utilité de la saignée dans les phlegmasies et notamment dans la pneumonie, mais sans aller jusqu'à condamner ouvertement cette pratique. Il paraît être le premier qui ait avancé que la pneumonie a une marche déterminée qu'aucun traitement ne peut modifier. « Le résultat « de mes recherches sur les effets de la saignée dans « les inflammations est si peu d'accord avec l'opinion « commune, que ce n'est pas sans une sorte d'hésita- « tion que je me suis décidé à les exposer. Après « avoir analysé une fois les faits qui y sont relatifs, « j'ai cru m'être trompé et j'ai recommencé mon tra- « vail ; mais les résultats de cette nouvelle analyse « restant toujours les mêmes, je vais les exposer tels « que la première me les avait donnés. Ces faits, sans « doute, paraîtront très-peu satisfaisants ; mais tout « ce qui est vrai doit toujours en définitive amener « quelque résultat utile. » La pneumonie a fourni 40 morts sur 123. Cette maladie n'a été modifiée que d'une manière insignifiante par les saignées, soit dans les symptômes, soit dans la durée. « L'utilité de la sai- « gnée n'a pas été plus marquée dans les cas où elle

(1) Louis. Recherches sur la saignée dans plusieurs maladies inflammatoires. Archives générales de médecine, novembre 1828.

« a été plus copieuse et répétée, que dans ceux où elle « a été modérée. On ne jugule pas les inflammations « comme on se plaît trop souvent à le dire, et dans « les cas où il paraît en être ainsi, c'est probablement, « ou parce qu'il y a eu erreur dans le diagnostic, ou « parce que l'émission sanguine a eu lieu à une épo- « que avancée de la maladie, quand elle était voisine « de son déclin. »

De 1830 à 1836. — Sérane, père et fils (1), faute de pouvoir s'entendre en raison de leur confiance exclusive, l'un pour l'émétique, l'autre pour la saignée, laissaient guérir leurs pneumoniques d'eux-mêmes à l'hôpital de Montpellier (*sic*).

En 1838, Alfred Becquerel (2), interne des hôpitaux, fait la statistique de l'hôpital des Enfants pour cette année et conclut que les saignées ont été inutiles et plutôt nuisibles.

A cette époque, Biett et Magendie traitaient leurs pneumoniques par l'expectation et obtenaient d'excellents résultats. Ces auteurs n'ont rien publié sur ce sujet, mais Legendre cite son maître, Biett, comme ayant employé, en 1832 et 1833, la méthode expectante dans un assez grand nombre de pneumonies, lorsque la fièvre et l'oppression étaient médiocres, l'expectoration facile et abondante de crachats rouillés.

Ces pneumonies eurent une issue favorable.

Magendie n'employait ni saignée, ni émétique.

(1) Morin. A propos du Traité de la pneumonie, Essai critique; Strasbourg, 1868.

(2) Alfred Becquerel. Sur l'influence des émissions sanguines et des vésicatoires chez les enfants; 1838.

Lullier-Winslow, médecin de Saint-Antoine, ne saignait jamais dans la pneumonie, et Rayer citait à Legendre (1) un fait qui prouve l'horreur de Lullier-Winslow pour les émissions sanguines, c'est que ce médecin fit renvoyer un interne qui s'était permis de saigner un pneumonique.

En 1843, le Dr Vincent Roderer, à Weissembourg (2), s'éleva contre la pratique de la saignée dans la pneumonie des vieillards. Cet auteur attribue dans ces cas la mortalité à la méthode antiphlogisttque et recommande le tartre stibié associé à l'opium.

En 1845, Fuster se déclare partisan de l'expectation dans la pneumonie. Il conseille l'expectation en général : 1° quand l'ensemble des forces du malade suffit à la guérison de la maladie; 2° quand il nous est démontré que notre art est impuissant.

L'auteur considère au-dessus de l'état local, dans la pneumonie, « l'espèce d'impression morbide pénétrant l'ensemble de l'organisme. » Au-dessus de la lésion, il voit «planer presque toujours une impression profonde qui en constitue la nature. » Il donne le résultat de ses observations et signale des crises spontanées (sueurs et selles) entre le sixième et le septième jour. « On serait témoin plus souvent d'ef-« fets semblables de la nature, si on ne se hâtait pas « tant de juguler les maladies au risque de juguler les « malades. »

Le Dr Lobel publia, la même année, dans le *Can-*

(1) Legendre. Mémoire posthume : De l'expectation dans la pneumonie. Archives générales de médecine, 1859, t. XIV, p. 283.

(2) Ueber die Behandlung der Lungenentzundung bei Grisen ohne Blutentzichung. Von Dr Vincent Roderer in Weissembourg (Oestern. med. Wochenschrift, 1853, n° 1). Smidt's Jahr. 1844, t. XLI.

statt (1), un compte-rendu de ses observations sur l'expectation. Il a réussi par la méthode expectante, c'est-à-dire, sans antiphlogistiques, dans certains cas de pneumonie même graves. Il signale en note l'observation d'une femme créole âgée de 83 ans, guérie d'une pneumonie avec fièvre intense, sans saignée; il a seulement employé la liqueur d'Hoffmann, les bains de pieds sinapisés et le sulfate de quinine.

En 1847, le Dr Balfour lut, devant la Société médico-chirurgicale d'Edimbourg, dans la séance du 23 juin, un mémoire sur la pratique de Skoda dans la pneumonie, à Vienne (2). Voici le résumé de cette communication :

Skoda a graduellement abandonné les traitements énergiques dans la pneumonie, doutant de leur efficacité, et ses malades ne s'en sont pas plus mal trouvés. Maintenant les émétiques et les mercuriaux ne sont plus employés. Les sangsues, les ventouses scarifiées et les vésicatoires ne sont jamais mis en usage et la saigné générale n'est employée que lorsque la fièvre est intense et la dyspnée poussée à l'extrême. Skoda regarde la saignée comme mauvaise, en ce qu'elle diminue les chances de la résorption complète de l'exsudat. Si la dyspnée et la cyanose sont produites par la sécrétion de mucosités épaisses, il donne un émétique.

Le traitement général de Skoda consiste à donner un scrupule d'extrait de réglisse ou quelque autre substance également inerte; dix ou douze grains de nitre ou un quart de grain de sublimé corrosif, afin

(1) Canstatt's Jahresbericht, 1845, t. III.
(2) Edinburgh medical and surgical Journal; 1847.

de réduire la plasticité du sang. Il emploie à l'occasion six ou huit grains de poudre de Dower ou un grain ou deux d'opium pour diminuer la douleur et l'rritation. Beaucoup de malades sont traités sans opium. La température des salles est maintenue à 60° F. été et hiver, le régime des malades est variable suivant les cas et pas plus sévère que dans les autres hôpitaux. Skoda prescrit volontiers le régime lacté.

Cette méthode de traitement a été mise en usage pendant 3 ans et 5 mois et a fourni de bons résultats. Sur 392 malades, on eut 54 insuccès. La proportion de la mortalité est donc de $\frac{13,7}{100}$ ou $\frac{1}{7}$.

A l'infirmerie royale d'Édimbourg, où l'on met en usage un traitement plus énergique, on a constaté 91 morts sur 253 pneumoniques, d'après les rapports des Drs Reid, Peacock et Bennet, depuis le mois de juillet 1839 jusqu'au mois de septembre 1844. La mortalité est donc représentée par la proportion $\frac{35,9}{100}$ ou $\frac{1}{2,78}$. C'est peut-être la mortalité la plus considérable que l'on ait observée pour la pneumonie en Écosse.

D'après quelques statistiques fournies par le Dr Tompson (1) et par le Dr Orr (2), la mortalité moyenne de la pneumonie dans les hôpitaux écossais serait de $\frac{1}{3}$ à $\frac{1}{4}$, à peu près le double de celle qu'a observée Skoda. Peut-être cela est il dû à l'influence du climat. La mortalité des hommes et des femmes fut la même en Écosse, elle a été le double pour les fem-

(1) Edinburgh med. and surg. Journal; Nov. 1846.
(2) Idem. Ap. 1847.

mes à Vienne. Le séjour moyen à l'hôpital de Vienne a été de 22 jours.

En 1848, Teissier, de Lyon (1), fit paraître dans plusieurs publications le résultat de ses expériences et conclut qu'on peut se passer des saignées et se contenter des antimoniaux.

En 1849, parut une courte brochure de Dielt, élève de Skoda (2). L'auteur donne le résultat d'expériences comparatives sur les traitements de la pneumonie par la saignée, par le tartre stibié à haute dose et par l'expectation.

Sur 380 cas de pneumonie franche, 85 furent traités par la saignée, 106 par le tartre stibié à haute dose et 189 soumis à l'expectation. Sur les 85 pneumoniques saignés, 17 sont morts sans complications. La proportion a donc été de $\frac{20,7}{100}$;

Des 106 malades traités par l'émétique, 22 moururent ou $\frac{20,7}{100}$;

Sur les 189 soumis à l'expectation, on eut 14 morts, c'est-à-dire $\frac{7,4}{100}$. Les 14 morts présentaient des cas complexes.

De cette statistique, Dielt conclut que la saignée n'est jamais indiquée et que l'expectation est le meilleur des traitements.

L'auteur étudie les effets de la saignée sur les pneumonies. Elle agit utilement, dit-il, contre les simples congestions, elle peut diminuer la durée des prodro-

(1) Teissier. Sur le traitement de la pneumonie sans émissions sanguines Journal médical de Lyon et Revue médico-chirurgicale, septembre 1848, p. 157. — Ueber die Behandlung der pneumonie ohne Blütentzichüng, Canstatt's Jahr. 1848, t. III.

(2) Dielt. Der aderlass in der Langenentzandung; Wien. 1849. — Archives générales de médecine, juillet 1852.

mes congestifs, amoindrir la fièvre et la dypsnée du début. Une fois la pneumonie déclarée, la saignée modère l'oppression ou la fait disparaître, mais cet effet n'est que passager, intermittent, on ne doit pas l'expliquer par la suspension de l'afflux sanguin, mais par une modification dans la crase du sang. « Les sueurs profuses et continues, semblent déter- « minées par la saignée, on ne les observe pas quand « la maladie est abandonnée à elle-même; or la guéri- « son est d'autant plus prompte et plus sûre, que le « malade a moins de sueurs. La soif, les accidents ner- « veux, la coloration subictérique de la peau, sont pro- « voqués par la saignée. » La toux est avantageusement influencée, « il suffit d'une émission sanguine pour la supprimer. » Les formes les moins défavorables sont celles dans lesquelles le malade expectore peu. La saignée aide l'expectoration, transforme les crachats transparents en crachats purulents (*sputa cocta*). La sécrétion bronchique albumineuse est résorbée quand la pneumonie reste sans traitement; elle doit être rejetée au dehors après la transformation purulente. La saignée augmente l'amaigrissement et prolonge la convalescence. Elle ne peut empêcher la formation de l'exsudat; elle favorise l'extension de l'hépatisation, détermine la coagulation de la fibrine dans le cœur, dans les vaisseaux, ralentit la résorption. La période de fonte purulente survient plus rapidement.

Toutes les médications sont sans influence sur la gangrène pulmonaire, les vomiques, les tubercules.

La saignée favorise les complications, telles que la

méningite, la péricardite, l'œdème pulmonaire, la pleurésie.

En 1850, Valleix, dans son *Guide du médecin praticien* (1), disait, à propos de la pneumonie : « La gravité « incontestable de la pneumonie, sous quelque forme « que cette maladie se présente, suffit pour nous con- « vaincre de l'importance extrême de son traitement. « Il est bien peu de médecins qui croient pouvoir se « passer d'une médecine active et qui aient le courage « de faire de la médecine d'expectation, en présence « de symptômes aussi alarmants. »

La même année, Teissier, homœopathe, fit paraître un travail (2), dans lequel il analyse 41 observations de pneumoniques, traités par les globules. Il obtint 38 guérisons et n'eut que 3 morts, ou $\frac{1}{13,6}$.

Valleix modifia alors son opinion sur la gravité de la pneumonie. Examinant les recherches de Teissier, dans des articles publiés dans *l'Union médicale* de 1850, il s'exprime en ces termes : « C'est une erreur grossière que de croire à la gravité de la pneumonie en général ; c'est une mauvaise réputation qu'on lui a faite, bien plus mauvaise assurément qu'elle ne le mérite. » Et plus loin : « Elle a une tendance naturelle à la guérison, etc. »

A la même époque, Timbart, autre homœopathe, présenta de nouvelles observations sur le traitement

(1) Valleix. Guide du médecin praticien, t. I, p. 435 ; 2e édition. Paris, 1850.

(2) Teissier. Recherches cliniques sur le traitement de la pneumonie et du choléra, suivant la méthode Hahnemann, précédé d'une introduction sur l'abus de la statistique en médecine ; Paris, 1850.

de la pneumonie par les doses infinitésimales (1). Sur 40 cas, il perdit 3 malades, c'est-à-dire $\frac{1}{13}$.

La même année, Bennet (2) avança sa théorie sur la saignée. Il pense que cette médication ne peut être permise qu'avant la formation de l'exsudat, au début de la dyspnée et de la douleur. Mais, dès que l'exsudat est formé, la saignée, de même que toute autre médication antiphlogistique énergique, est nuisible, parce qu'on enlève ainsi au malade les forces utiles pour la transformation de l'exsudat en cellules, sans laquelle la résolution ne peut s'effectuer.

Le Dr Max Wittich publia, à la même époque, une monographie sur le traitement de la pneumonie aiguë sans émissions sanguines, et sa guérison certaine par le calomel (3). L'auteur se base sur une centaine d'observations de pneumonie. Il considère la saignée comme nuisible, car, dit-il, elle augmente la proportion de fibrine du sang, d'après Andral et Gavarret ; de plus, la saignée enlève au malade les forces nécessaires pour la résolution de l'exsudat. L'auteur n'admet pas que la saignée ait un effet dérivatif ou résolutif. Il prétend que les émissions sanguines sont nuisibles lorsqu'elles sont trop ou trop peu copieuses, et qu'il est impossible de prendre un juste milieu. Dans tous les cas, le Dr Max Wittich n'excuse la saignée que lorsqu'elle est faite avant l'hépatisation. Sa

(1) Timbart. Médecins statisticiens. Paris, 1850.

(2) Bennet. Monthly journal, february, 1850. Journal de Smidt, t. LXVII.

(3) Die acute pneumonie und ihre nihere Heilemg mit Onecksilchlorune ohne Blutentziehung. Eine Monographie von Max Wittich, A. arzt zü Eesenach. Erlangen, 1850. Journal de Smidt, t. LXVII, année 1850, p. 263.

méthode de traitement consiste dans l'administration du calomel à haute dose, pour réduire la plasticité du sang, diminuer la congestion du poumon et faciliter la résolution de l'exsudat.

La même année, M. Roccas, dans sa thèse sur la broncho-pneumonie(1), établit nettement la distinction que l'on doit observer entre la pneumonie franche, qui guérit généralement, quelle que soit la méthode de traitement employée, et la bronchopneumonie (pneumonie lobulaire, bronchite capillaire, catarrhe suffocant), toujours fort grave, commune chez les enfants, succédant dans la jeunesse et l'âge adulte aux catarrhes, aux fièvres typhoïdes, à la rougeole, à a grippe, et constituant dans la vieillesse les $\frac{9}{10}$ des pneumonies.

En 1851, parurent plusieurs communications dans les publications allemandes et anglaises contre la théorie de Dielt, au point de vue des effets de la saignée dans la pneumonie. Ces différents articles ont été analysés dans le journal de Smidt (2).

Müller (3) avance que la physiologie pathologique de la pneumonie n'est pas nettement établie, et que, par conséquent, la théorie de Dielt est douteuse. Il discute les effets de la saignée qui sont : augmentation de la partie liquide du sang, diminution des parties solides, et parfois augmentation. Les émissions sanguines, dit l'auteur, sont évidemment utiles dans le

(1) Roccas. De la broncho-pneumonie ; thèse de Paris, 1850, numéro 152.

(2) Smidt's Jahresbericht. Ueber Blutentzichung bei Lugenentzundung und in allgemeinen. Nach D. C. J. Muller : Dr Malin, Dr A. Bernhardi und Ed. Crisp., t. LXXIII, p. 171.

(3) Muller : De Aderlass in der pneumonie. Riga Beitrage, 1851.

cas d'hyperémie modérée, d'accumulation du sang dans les vaisseaux ; mais leur efficacité est douteuse dans les cas d'exsudats et d'extravasation. L'utilité de la saignée, comme révulsif, est très-problématique. Cependant, on ne peut dire que la saignée augmente la fibrine du sang. Les objections de Dielt contre la saignée ne sont pas généralement fondées. Les observations qu'il présente sont encore trop peu nombreuses. Les malades étaient traités à l'hôpital, sans doute arrivés déjà à une période avancée de la maladie, suivant l'ordinaire.

Il faut, dit Muller, prendre en considération l'adynamie épidémique qui formait la constitution médicale dernièrement, pour expliquer la contre-indication des saignées. Dielt, lui-même, vante la saignée dans la période des prodromes et de la stase simple. Mais cette période prodromique (qui, d'après Dielt, s'accompagne d'une atonie de la circulation sanguine locale, tandis que plus tard a lieu la paralysie des vaisseaux) ne constitue-t-elle pas elle-même le début de la maladie? L'auteur conclut ensuite que la saignée peut guérir directement la pneumonie, si elle est faite avant la formation de l'exsudat. Cependant elle peut être contre-indiquée par des causes individuelles ou épidémiques. On peut la pratiquer au plus deux fois, mais il faut d'abord la faire copieuse (12 ou 18 onces). A partir du moment où l'exsudat est formé, la saignée ne doit plus être pratiquée que par exception, pour combattre un symptôme, mais en général il faut la rejeter, notamment lorsque la pneumonie se complique d'une forte bronchite.

Malin (1) discute également l'insuffisance de la théorie actuelle sur la crase du sang, et en parlant de la rareté des affections secondaires chez les malades traités par la méthode de Dielt, il avance qu'on ne peut savoir ce que sont devenus ces malades après leur sortie de l'hôpital.

Bernhardi (2) examine d'une manière très-approfondie les idées de Dielt ; il étudie longuement les effets physiologiques et thérapeutiques de la saignée et passe en revue tous les traitements en usage dans la pneumonie. Il considère cette affection comme une localisation d'une maladie du sang. Il conclut, au point de vue de la saignée, qu'on ne peut admettre cette medication qu'au début de la pneumonie et pour combattre un symptôme.

Crisp (3) s'élève contre l'abstention de la saignée de la part des médecins anglais. Il déclare positivement que les émissions sanguines sont salutaires au début des inflammations aiguës et il cherche à prouver, par une série d'observations, que cette abstention de la saignée devient la cause de nombreuses affections chroniques.

En 1852, Dielt fit paraître son deuxième travail sur la saignée dans le traitement de la pneumonie (4), d'après les résultats obtenus à l'hôpital *der Bezinkes auf der Wieden* à Vienne.

(1) Malin. Foll in der Lungenentzundung zur Ader gelassen werden oder nicht? Pr. ver. Zeitung, 42, 1851.

(2) Bernhardi : Ueber die Pneumonienlehre der Gegenwart. Bernh. Zeitschrift, IV, d., 1851.

(3) Crisp. London med. exam., sept.-oct. 1851.

(4) Dielt. Wiener medichinische Wochenschrift. Archiv. générale de médecine, janv. 1853. Journal de Smidt, année 1852, t. LXXVI, page 50.

Toutes les pneumonies primitives et essentielles, traitées dans cet hôpital, ont été notées sans excepter celles que pouvaient aggraver l'âge, le régime ou des circonstances analogues. L'auteur a exclu les pneumonies secondaires qui surviennent à la suite d'affections aiguës ou chroniques comme le typhus, la maladie de Bright, etc. Depuis l'année 1864 on n'a pas fait de saignée dans un seul cas de pneumonie. On a prescrit seulement, avec la diète, des potions gommeuses ou opiacées, de la poudre de Dower; on donnait pour boisson de l'eau fraîche, et aux plus malades des décoctions émollientes ou des lochs :

1° De 1847 à 1850, 750 pneumoniques ont été traités : 112 hommes et 338 femmes.

2° L'âge des malades variait de 10 à 80 ans. Dielt, d'après le tableau du nombre de pneumoniques aux différents âges, conclut que la pneumonie est loin de décroître avec l'âge, contrairement aux idées reçues; que cette affection n'est pas une maladie propre à la jeunesse et à la force, mais aussi à la vieillesse et à la débilité. Elle n'appelle donc pas nécessairement un traitement débilitant.

3° 134 individus n'avaient pas eu de maladies antérieurement: 616 avaient eu diverses affections antérieures; 132 avaient déjà eu une pneumonie. Nouvelle preuve, ajoute Dielt, que la pneumonie n'affecte pas spécialement les constitutions robustes, qu'elle se rencontre plus souvent chez des gens affaiblis et peu en état de résister à une médication débilitante. Sur ces 616 malades, 246 avaient été traités ailleurs pour diverses affections des voies respiratoires. Ce qui démontre que la saignée n'est pas un si merveilleux moyen de guérison, puisqu'elle n'empêche pas les récidives (*sic*).

4° Les prodromes, caractérisés par un état de malaise avec fièvre, ont duré :

Moins de cinq jours, 519 fois, et plus de cinq jours, 229 fois. Les prodromes les plus courts ont été remarqués chez les malades qui avaient eu déjà des pneumonies.

5° Quand la fièvre dura plus de 8 jours, on observa des complications diverses; 29 fois une pleurésie. Habituellement la fièvre durait, comme l'infiltration, de 5 à 8 jours, qu'une portion ou la totalité d'un lobe fussent affectés. L'infiltration accomplit son évolution régulièrement dans cet espace de temps. Combien de succès thérapeutiques peuvent s'expliquer et se juger si l'on tient compte de la durée de l'évolution dans la pneumonie abandonnée à elle-même ! ajoute l'auteur.

6° Sur 581 guérisons, le rétablissement se fit du 7ᵉ au 14ᵉ jour 556 fois; après le 14ᵉ jour, 125 fois. La pneumonie dans ces cas n'était pas exempte de complications. Quand on s'abstient de saigner, dit l'auteur, résorption et rétablissement sont synonymes. Beaucoup de malades avaient repris leurs forces et leur physionomie avant que la résorption fût achevée. La durée totale de la maladie a été en moyenne de 20 à 21 jours.

7° La pneumonie a occupé le poumon droit, 43 fois; le poumon gauche, 277 fois; les deux poumons, 41 fois; le lobe supérieur, 106 fois; le lobe inférieur, 531 fois; plus d'un lobe, 113 fois. Dielt en conclut que la pneumonie n'est pas limitée dans son développement par la saignée et qu'elle n'envahit pas successivement tout le poumon quand on s'abstient de saigner.

8° On n'a observé de sueurs notables que dans 81 cas. — Les sueurs profuses, ajoute l'auteur, se produisent sous l'influence des pertes de sang et ne sont ni critiques ni utiles.

9° On a observé une dyspnée intense dans 515 cas. Dielt convient que la saignée diminue incontestablement l'oppression, mais que ce soulagement n'est pas durable, que la dyspnée reparaît à la fin de l'infiltration. L'auteur admet que la dyspnée devient intolérable avec l'expectation, mais cet inconvénient est plus que compensé, d'après lui, par la brièveté de la convalescence.

10° Les cas les plus favorables ont été ceux dans lesquels l'expectoration a été nulle. L'auteur met au premier rang les cas dans lesquels l'expectoration n'est pas sanglante. La transformation des crachats crus en crachats cuits ou purulents n'est pas une modification heureuse. Ce fait s'est produit 42 fois sur 750 cas.

11° La pneumonie s'est compliquée d'affections aiguës, dans 140 cas (pleurésie; péri-endocardite; hypérémie du foie; catarrhe intestinal aigu; on n'a jamais eu de méningite). On a observé 249 fois des complications de maladies chroniques.

12° Dielt a obtenu 681 guérisons, 384 hommes et 297 femmes. Il a perdu 69 malades, 28 hommes et 41 femmes.

8 sont morts pendant l'hépatisation; 56 pendant l'infiltration; 5 présentaient l'infiltration purulente. Tous les malades qui sont morts présentaient des

complications. Dielt conclut que lorsque la pneumonie est exempte de complication et qu'elle est traitée par la méthode expectante, elle ne devra presque jamais se terminer par la mort.

Le Dr Dworzak, dans un compte-rendu des maladies à l'hôpital *der barmherzigen Brüder* à Ofen (Hongrie), publié dans la Gazette hongroise (1), s'étend sur l'action physiologique de la saignée, appliquée au traitement de la pneumonie. Il cite 30 cas de pneumonie primitive, dont 7 se sont terminés par la mort. Parmi ses malades, les uns étaient robustes, les autres anémiques ou débilités par une cause quelconque. Le traitement a consisté en des moyens simples, pour la plupart indiqués par les symptômes.

L'auteur avance que dans la pneumonie, la qualité du sang est altérée; que la maladie, suivant son degré d'intensité, détermine une consomption de l organisme, comme le prouvent l'amaigrissement, le collapsus et la diminution de poids du sujet. Il est évident, ajoute l'auteur, qu'aucune méthode ayant pour effet de diminuer la masse de l'organisme, d'altérer ou de diminuer les liquides nécessaires à l'entretien de la vie, n'est capable de faire disparaître la crase inflammatoire du sang, pas plus que d'arrêter la formation de l'exsudat ou d'amener sa résolution. Ce qui prouve que la saignée est incapable de limiter une infiltration inflammatoire, c'est qu'après une émission sanguine, l'infiltration d'un lobe pulmonaire s'achève rapidement. C'est un fait bien avéré, prétend l'auteur. On pratique une saignée

(1) Ungarishe Zeitschrift, II, 51 und 52, 1852.

pour diminuer la congestion du poumon, mais on ne comprend pas comment la saignée du bras peut ramener les capillaires du poumon à leur activité normale. Quelle influence peut avoir la saignée sur les nerfs qui règlent les fonctions du système vasculaire?

Aucun symptôme de la pneumonie, continue l'auteur, ne fournit d'indication pour la saignée. Il est vrai que la dyspnée est souvent soulagée par ce moyen, mais ce soulagement est passager, car l'émission sanguine ne peut détruire les causes de cette dyspnée, c'est-à-dire, la douleur qui empêche les mouvements respiratoires, l'infiltration du poumon, la fréquence du pouls, les crachats difficiles à expectorer qui remplissent les bronches (les efforts musculaires pendant la toux, amenant la fatigue des muscles respiratoires), enfin elle n'empêchera pas les complications dangereuses d'endocardite, de péricardite, de catarrhe pulmonaire, d'œdème du poumon, etc. Sans compter, ajoute l'auteur, qu'on observe très-souvent de la dyspnée violente, malgré les saignées et les sangsues.

La même année, le Dr Œttingen, à Varsovie, attaqua les conclusions de Dielt au point de vue de l'abstention de la saignée (1). L'auteur déclare que pour apprécier à leur juste valeur les recherches de Dielt, il faut avant tout connaître le génie dominant de la maladie, et il cherche à démontrer qu'à l'époque où Dielt a recueilli ses observations, ce n'était pas le génie inflammatoire qui dominait, mais qu'on observait sur-

(1) Zür Behandlüng der Pneumonie von Dr Œttingen in Warschau. — Rigaer Beiträge, II, 2, 1852. — Smidt's Jahr, t. LXXVII, p. 180, année 1853.

tout des formes gastriques et nerveuses. Œttingen distingue deux formes principales de pneumonie : la forme hypersthénique et la forme consécutive ou sympathique. La première serait caractérisée par une fièvre intense, constituant le phénomène primitif et dominant de la maladie. La saignée au début, répétée s'il le faut, amènerait immédiatement la résolution de l'engouement. S'il y a déjà hépatisation, on pourra toujours saigner, non pour amener une résolution immédiate, mais 1° pour arrêter les progrès de l'hépatisation, et 2° pour empêcher la réplétion du système vasculaire, engorgé par le fait de l'infiltration du poumon. L'auteur conseille encore le tartre stibié dans cette forme de pneumonie, 1° pour modérer l'activité du cœur et 2° pour favoriser l'expectoration en provoquant des vomissements.

La seconde forme de la pneumonie, appelée par Œttingen consécutive ou sympathique, serait une affection réflexe d'une maladie d'un autre organe, généralement des organes abdominaux, et produite par le manque d'activité des nerfs pulmonaires. Dans cette espèce de pneumonie le traitement antiphlogistique serait nuisible, et d'après l'auteur, cette forme aurait précisément dominé chez les malades de Dielt.

Dans la réunion de la Société des médecins suédois du 30 mars 1852 (1), le professeur Magnus Huss, de Stockholm, présenta la statistique des pneumoniques traités à l'hôpital Seraphinen-Lazaret pendant l'année précédente. Sur 242 cas, 217 furent guéris ; 9 restaient encore en traitement et 16 moururent. La mor-

(1) Hygiæa, vol. XIV, p. 560. — Smidt's Jahr., t. LXXXII, p. 311, année 1854.

talité était donc représentée par la proportion $\frac{6,5}{100}$. Quant au traitement, Huss avait d'abord rejeté la saignée qu'il remplaça par les ventouses scarifiées. Celles-ci furent abandonnées à leur tour pour faire place à l'expectation. Cette dernière méthode fut mise en pratique, d'octobre 51 jusqu'en mars 52. L'auteur fait cependant remarquer qu'un grand nombre des malades avaient été déjà traités en ville par les saignées ou les ventouses. Huss ne croit la saignée utile qu'au début de la pneumonie dans la période de congestion. Il est convaincu que la pneumonie doit fatalement parcourir ses phases et qu'il faut prendre garde de ne pas contrarier la nature, mais plutôt la prendre pour guide.

Le professeur Malmsten se range de l'avis de son collègue. Il a traité de la même manière que Huss les malades de son service. Il pense également que la saignée n'est utile que dans la première période de la pneumonie. Il croit que la grande mortalité observée dans cette maladie a pour cause la fréquence des saignées, parce qu'on se faisait une fausse idée de la présence de la couenne inflammatoire. Malmsten n'a pratiqué aucune saignée, parce que les malades arrivaient toujours à l'hôpital dans la seconde période de la pneumonie. En revanche il a toujours appliqué des ventouses scarifiées. Il considère ce dernier moyen aussi utile comme dérivatif que comme déplétif.

Les Drs Sonden et Hollander partagent le même avis.

La même année, parut, à Paris, une thèse de M. Grandmottet, interne des hôpitaux (1), qui appli-

(1) Du Traitement de la pneumonie envisagé surtout d'après la méthode de Hahnemann et la méthode expectante, par Grandmottet, 1852. — Archives gén. de méd., vol. II, 1853.

quait la méthode d'Hahnemann au traitement de la pneumonie. Il cite un certain nombre d'observations et donne la proportion de $\frac{1}{8}$ pour la mortalité. Ce travail fit un certain bruit dans le monde médical et contribua à donner plus de valeur, auprès des médecins français, aux recherches des auteurs allemands sur l'expectation.

En 1853, le Dr Duhamel (1) fit paraître dans les *Bulletins des travaux de la Société médicale* de Boulogne-sur-Mer, un article dans lequel, à propos d'un cas de pneumonie, traité d'abord par l'expectation, et pour lequel on dut recourir au bout de sept jours à la saignée, à l'émétique et aux ventouses, l'auteur rapporte qu'il avait signalé à Valleix l'abaissement remarquable du pouls qui tombait à 40, 35, 30 pulsations chez les pneumoniques traités par la seule diététique et que Valleix, ayant vérifié ce fait, s'en est servi contre les prôneurs de bryone.

Le Dr Vigla lut devant la Société médicale des hôpitaux de Paris, en septembre 1852, un rapport sur un mémoire du Dr Laboulbène (2). L'auteur analyse cinq observations de pneumonies traitées par l'expectation. La guérison était complète en moyenne le dix septième jour. Les conclusions de Laboulbène sont ainsi formulées :

1° La pneumonie, comme les fièvres éruptives, a une marche déterminée dans chacune de ses formes

(1) Duhamel. Traitement de la pneumonie par l'expectation; abaissement remarquable du pouls (Bulletin des travaux de la Société médicale de Boulogne-sur-Mer pour 1853). — Gazette hebdomad., 1854, p. 728.

(2) Bulletins de la Société médic. des hôpit. de Paris, 22 sept. 1852, t. I, p. 358.

et souvent elle peut guérir sans l'intervention d'une médecine active;

2° Les doses infinitésimales n'ont pas d'autre effet que la médecine expectante;

3° Il n'y a pas lieu de croire à un traitement invariable dans la pneumonie, qui serait toujours l'expectation ou toujours une autre médication active exclusive. La constitution médicale ou l'état des organes affectés doivent faire modifier le traitement pour l'approprier à chaque cas en particulier.

Vigla repousse l'analogie établie par Laboulbène, entre la marche de la pneumonie et celle des fièvres éruptives dont l'évolution est en quelque sorte fatale et ne peut être abrégée par l'intervention de l'art.

En 1854, le Dr Vallon, dans un compte-rendu de la clinique médicale du professeur Raimann, paru dans la *Gazette de Vienne* (1), fait connaître une mortatité de $\frac{1}{4.7}$ observée sur 61 cas de pneumonie. On avait rarement pratiqué la saignée, mais quand on l'avait employée, elle avait toujours été d'un excellent effet; « la saignée faite sur des individus robustes, dit l'auteur, amène rapidement un soulagement remarquable dans les cas de dyspnée, même intense, accompagnée de cyanose. »

Le Dr J. Schmidt publia, la même année, le résultat des expériences qu'il avait entreprises sur l'expectation, influencé par les succès de Dielt (2). De 1851 à

(1) Wiener Zeitschrift, X, 10 à 11; 1854. —Smidt's Jahr., t. LXXXVI; 1855.

(2) Schmidt. Nederlandsch' Weekblad, 1854. — Smidt's Jahr., tom. LXXXIX; 1856. — Charcot. Thèse d'agrégation, 1857. — A propos de ce dernier auteur, je relèverai une erreur faite au bénéfice de l'ex-

1854, Schmidt a traité 54 pneumoniques. Il signale 12 morts, dont un seul avait été saigné. Cette mortalité considérable ($\frac{1}{4,3}$) ne peut être mise tout à fait sur le compte de l'expectation, car l'auteur déclare que ces cas malheureux se rapportent à des malades arrivés à l'hôpital à une période avancée de la maladie. Ils n'avaient subi aucun traitement, mais beaucoup étaient épuisés ou présentaient des complications. Schmidt considère la saignée comme un excellent moyen pour soulager les malades. Il admet avec Virchow que, dans l'inflammation, les émissions sanguines peuvent être utiles parce qu'elles diminuent rapidement la masse du sang, et par suite la pression dans le système vasculaire. Si donc, dans la pneumonie, la dyspnée et la cyanose sont amenées par une gêne dans la circulation, la saignée sera d'un grand secours. Dans toute autre circonstance, les émissions sanguines paraissent nuisibles à l'auteur.

En 1855, le professeur Niemeyer, de Greifswald, à propos de la saignée dans les phlegmasies, d'après le *Journal de Prague* (1), déclare qu'il n'emploie la saignée que comme palliatif pour diminuer la dyspnée, mais jamais dans l'intention de s'adresser directement à l'exsudat. Il partage complétement les idées de Dielt, et avance qu'au sixième ou septième jour, la résolution de la pneumonie se fait beaucoup plus complétement chez les malades traités sans émissions sanguines que chez ceux qui ont été saignés.

pectation. Charcot avance que les douze insuccès de Schmidt se rapportaient précisément aux seuls malades qu'on eût saignés. Le texte original dit qu'un seul des malades morts avait été saigné.

(1) Niemeyer. Prager vierteljahrschrift, XII; 1855.—Smidt's, Jahr., t. LXXXIX; 1856.

La *Gazette hebdomadaire*, d'août 1855, à propos de deux mémoires, du Dr Metcalfe et du Dr Routh, sur l'expectation, cite un travail de Ruehle (1) qui vantait les avantages de la méthode expectante, et signale un élève de Wunderlich, Thierfelder, qui a recueilli, dans le service de son maître, à Leipzig, de nombreux matériaux qui tendent pour le moins à rassurer contre les dangers de la temporisation dans la pneumonie.

Le Dr Metcalfe (2), à New-York, à traité par l'expectation 11 pneumoniques, dont il relate les observations trop succinctement. L'auteur insiste sur le peu de gravité du pronostic en général dans la pneumonie et sur l'inutilité d'une thérapeutique active.

Le Dr Routh présente, la même année, à la Société médicale de Londres, un mémoire intitulé : *Remarques sur l'histoire, le diagnostic et le traitement de la pneumonie.* Il attaque le traitement par les émissions sanguines. « La théorie prouve, dit-il, que les saignées ne font pas baisser le chiffre de la fibrine du sang ; bien qu'elles diminuent la fièvre, elles augmentent la durée de la convalescence ; elles ne font pas disparaître les symptômes locaux ; elles exposent enfin le malade à de grands dangers, en affaiblissant ses forces. » L'auteur examine la mortalité en général dans la pneumonie, D'après lui, la comparaison des relevés des différents auteurs donnerait : pour la mortalité de la pneumonie traitée par la saignée, $\frac{14 \text{ à } 20}{100}$; par l'émétique seul, $\frac{13 \text{ à } 20}{100}$; par l'expectation pure,

(1) Ruehle. Gunsb. Zeits., III ; 1852.

(2) Metcalfe. New-York Med. Times, mai 1855.

(3) Routh. Associat. Med. journ., 8 juin 1855.

$\frac{7 \text{ à } 12}{100}$. Routh propose une médication simple : la teinture d'aconit à petites doses, les révulsifs cutanés, le calomel, l'émetique, à faibles doses. Quand la fièvre a cessé, si la convalescence n'est pas rapide, il conseille de l'huile de foie de morue. Il proscrit la diète absolue, et recommande de donner du bouillon pendant tout le cours de la maladie.

Le Dr R. Cohn (1), à propos des causes de mort dans la pneumonie des ivrognes, s'élève contre la saignée et la rejette parce qu'elle aggrave certains symptômes et favorise certaines dispositions morbides, propres aux alcooliques. L'auteur ajoute que l'inanition produit le même effet que la saignée, et que toute cause déprimante peut même provoquer le delirium tremens.

La même année, le Dr Gobée (2), dans la *Gazette de Hollande*, déclare qu'on ne peut pas, avec Dielt, rejeter la saignée, qui est nécessaire dans la première période de la pneumonie, car on n'a pas d'autre moyen de diminuer la pression du sang dans les vaisseaux, pression qui contribue, ajoute l'auteur, à la formation de l'exsudat d'après Volkmann.

Le Dr Bordes, autre Hollandais (3), imita la pratique de Dielt, et en compara les résultats avec ceux de l'ancien traitement par la saignée. Il traita à Amsterdam 90 malades ; 11 furent saignés, 2 moururent ; 77 furent traités par l'expectation et on eut 17 insuc-

(1) Cohn. Gunsb. Zeitschrift, VI ; 1855. — Smidt's Jahr 1857, tome LXXXIX.

(2) Natur und Kunstheilung bei Pneumonie von Dr Gobée. (Nederl. Weekbl. Oct. 1855.) — Smidt's, Jahr 1857, tom. XCIII.

(3) Bordes. (Nederl. Weekbl. Junij, 1855.) — Smidt's, Jahr 1857, tom. XCIII.

cès. Ce qui donne une proportion de $\frac{1}{5.5}$ pour la saignée et $\frac{1}{4.5}$ pour l'expectation. Cette dernière méthode n'a donc pas réussi entre les mains de Bordes. Toutefois, cet auteur admet que souvent les malades traités sans émissions sanguines avaient une convalescence très-rapide.

Le Dr Marrotte, médecin de la Pitié, fit paraître, à cette époque, un mémoire sur la *Fièvre synoque péripneumonique* (1). « J'ai choisi la synoque péripneumo-« nique, dit l'auteur, pour en faire le sujet d'une étude « spéciale, parce que l'inflammation du poumon est « peut-être de toutes les affections locales, celle qu'on « est plus habitué à regarder aujourd'hui comme douée « d'une existence idiopatique, comme la moins suscep-« tible, par conséquent, d'être subordonnée à une autre « maladie. J'ai voulu en même temps jeter quelque « lumière sur la question récemment agitée du traite-« tement de la pneumonie par l'expectation, que celle-ci « ait été expérimentée sous son nom véritable ou sous « le nom fallacieux de méthode homœopathique, en « prouvant qu'il existe une espèce de pneumonie de « nature excessivement bénigne, contre laquelle les « médications actives sont habituellement iuutiles et « même dangereuses, puisqu'elles affaiblissent le ma-« lade beaucoup plus sûrement qu'elles ne modifient la « marche ou la durée de la maladie. »

L'auteur rapporte 10 observations dont 7 lui sont personnelles et 3 empruntées au service de Teissier. Un seul de ces malades a été saigné, tous ont guéri.

(1) Marrotte. De la fièvre synoque péripneumonique (Arch. gén. de méd., 1855, t. VI, 5e série).

Marrotte termine en disant : « Les résultats de l'ex-
« pectation dans la synoque péripneumonique, donne-
« ront à réfléchir à tous les hommes sérieux ; ils prou-
« vent une fois de plus combien il est nécessaire de
« connaître la nature des maladies, leur type, leur
« marche et leur terminaison spontanée, pour appré-
« cier sainement l'efficacité d'une médication ; com-
« bien il est habituel de retrouver la méthode, dite
« naturelle, à côté ou derrière les autres méthodes
« thérapeutiques. »

Dans les 10 cas rapportés par l'auteur, la résolution a été assez rapide. Elle s'est faite une fois le cinquième jour, 2 fois le septième jour, 4 fois le huitième jour et 4 fois elle a été plus longue.

La disparition de la lésion pulmonaire s'est effectuée à une époque moins fixe, et a été moins rapide que celle des autres symptômes de la synoque.

En 1856, Chomel (1) s'exprime ainsi au sujet du traitement dans les maladies des enfants : « Des trois
« médecins placés à la tête de l'hôpital des Enfants-
« Malades de Paris, deux avaient ce qu'on nomme
« une pratique active; le troisième, c'était Baude-
« locque, se bornait presque aux moyens hygiéni-
« ques. D'après les résumés annuels publiés par
« l'administration, la mortalité relative s'élevait con-
« stamment à un chiffre moindre dans les salles dont
« il était chargé. »

Rilliet et Barthez avaient avancé la même manière de voir (2) : « Nous croyons, avec Hencke et Hufeland,

(1) Chomel. Éléments de pathologie générale ; 1856, p. 609.

(2) Rilliet et Barthez. Traité des maladies des enfants, t. I, p. 60, 1859.

« que si jamais on doit préférer une médecine expec-
« tante et passive, c'est dans bon nombre de maladies
« de l'enfance..... Ce sont les enfants les plus jeunes
« qui supportent le moins bien la médecine active, et
« chez lesquels les soins hygiéniques et les petits
« moyens sont suffisants dans bien des circon-
« stances.

Cette même année, le journal mensuel de la Société de médecine de Vienne (1) donne un extrait d'un rapport sur la statistique de l'hôpital de Vienne. Ce rapport établit qu'en 1854 on fit l'autopsie de 105 cas de pneumonie, sur lesquels 92, qui étaient simples, n'avaient pas été saignés. La mortalité était de $\frac{20.7}{100}$.

Ce document permet de contrôler les diverses phases des expériences de Dielt dans le même hôpital. La mortalité de $\frac{7}{100}$ en 1849, d'après Dielt, s'éleva à $\frac{9}{100}$ en 1852, et enfin à $\frac{20.7}{100}$ en 1854, d'après le rapport officiel.

Le Dr Conrad Fuchs publia, en 1855, un compte-rendu de la clinique de Gœttingue, de 53 à 54 (2). Au sujet du traitement de la pneumonie, l'auteur déclare qu'il est grand partisan de la saignée. Il croit que le danger, dans la pneumonie, ne doit pas toujours être attribué à l'extension, même considérable, de l'inflammation, mais souvent à l'hyperémie du reste du poumon et à l'œdème qui en résulte, aussi bien qu'à l'hyperémie secondaire du cerveau, phénomènes qu'on ne peut facilement combattre que

(1) Journal mensuel de la Société de médecine de Vienne, 28 juillet 1856. — Gazette médicale de Paris, 1859, p. 128.

(2) Bericht über die medicinische Klinik zu Göttingen in jahre 53/54. Von Dr Conrad Heinrich Fuchs, vorstand derselben. Göttingen, 1855. —Smidt's Jahr 1857, t. XCVI.

par la saignée. L'auteur ajoute qu'il fait grand cas de l'influence exercée sur la résorption de l'exsudat, par la diminution rapide de la masse sanguine. Le docteur Fuchs, d'après ces principes, saigne souvent ses pneumoniques. Sur 63 malades, il en a saigné 33. Dans presque tous les cas, les émissions sanguines ont amené un soulagement et très-souvent elles ont favorisé la résolution rapide de la maladie,- uo tout au moins ont empêché l'extension de la phlegmasie. L'auteur ajoute, du reste, qu'il ne saigne pas les enfants au-dessous de 10 ans, ni les vieillards, ni les ivrognes, ni les sujets épuisés par une cause quelconque, à moins d'indications spéciales.

En 1856, le Dr Vogt, de Berne (1), examinant les effets de la saignée, conclut à l'utilité de cette médication dans la pneumonie. La saignée, dit-il, abaisse rapidement l'énergie de la circulation, favorise la deffervescence de la fièvre, d'après Wunderlich, et diminue l'hyperémie pulmonaire. Elle sera fort utile dans la première période de la pneumonie, mais n'aura aucune influence dans la période d'hépatisation.

La même année, Wunderlich fit paraître à Leipzig (2) le résultat de ses expériences sur le traitement de la pneumonie par la saignée et par l'expectation, expériences qui lui avaient été suggérées par les succès de Dielt. Sur 204 cas observés, il eut 36 insuccès, c'est-à-dire $\frac{17}{100}$. Parmi les morts 3 avaient été saignées, parmi les guéris, 44. Ce qui donne, pour la pro-

(1) Vogt. Schweizer monatschrift fur pratische med., aug. et sept. 1856. — Smidt's Jahr., 1857, t. XCV.

(2) Wunderlich. Ueber den Einflues der Bluverslute auf pneumonikranke. Leipzig, 1956. — Arch. gén. de méd., 1858.

portion de la mortalité, dans les cas d'expectation $\frac{1}{47}$, et dans les cas traités par la saignée $\frac{1}{13,6}$, résultat tout à l'avantage de la saignée, si l'on considère encore ce fait signalé par Wunderlich, que sur les trois malades qui sont morts après avoir subi la saignée, l'un présentait une affection ancienne et grave du foie, l'autre une péricardite et une infiltration des reins, et le troisième avait été saigné dans un autre but que celui du traitement.

La deffervescence eut lieu du sixième au septième jour chez les malades soumis à l'expectation. Quand la saignée fut faite le premier ou le deuxième jour, la fièvre cessa dans la moitié des cas, du troisième au quatrième jour. La saignée faite le troisième, quatrième ou même cinquième jour, a eu encore sur l'expectation une supériorité marquée. Wunderlich déclare qu'après la phlébotomie, faite de bonne heure et à dose assez élevée. les cas graves et moyens se trouvaient dans des conditions au moins aussi favorables que les cas les plus légers abandonnés à l'expectation. Jamais la guérison ne fut aussi rapide avec l'expectation que dans la moitié des cas du même genre traités par la saignée au début. Les résultats les plus avantageux paraissent avoir été fournis par la double médication au moyen de la saignée et du tartre stibié. Wunderlich se demande si l'on ne trouverait par la justification des émissions sanguines dans les curations naturelles de la maladie (hémorrhagies spontanées). Sur 9 cas, dans lesquels on observa des épistaxis ou des hémorrhagies utérines, 7 fois la deffervescence commença immédiatement après, et fut toujours rapide dans sa marche.

En 1857, parut, dans *l'Union*, un article de Grandchet, indiquant l'opinion d'Aran sur le traitement de la pneumonie (1). Aran admettrait trois catégories de pneumonie, dont chacune fournit des indications différentes pour le traitement. Les sujets jeunes et robustes qui peuvent facilement supporter une perte de sang, seront très-avantageusement traités par la saignée qui amènera rapidement un excellent résultat. Dans le cas où l'on ne peut compter sur le renouvellement facile du sang, Aran a recours au tartre stibié ou à la vératrine.

La même année, le professeur Hugues Bennet, d'Édimbourg, lut devant la Société médico-chirurgicale de cette ville, dans la séance du 21 janvier, un mémoire sur *les inconvénients de la saignée dans les phlegmasies* (2). Ce mémoire eut un grand retentissement, j'en ferai une analyse succincte, mais aussi complète que possible.

Bennet développa d'abord les cinq propositions suivantes, qui sont devenues célèbres :

1° Il y a peu de fonds à faire sur l'expérience de ceux qui, comme Cullen et Gregory, ignoraient la nature de l'inflammation interne et les moyens de la découvrir.

2° L'inflammation est aujourd'hui ce qu'elle a toujours été : l'analogie que l'on cherche à établir entre elle et les types variables des fièvres est fallacieuse.

3° Les principes sur lesquels la saignée et le traitement antiphlogistique ont été jusqu'ici pratiqués sont opposés à une saine doctrine pathologique.

(1) Union médicale, 1857, t. II, p. 769. Smidt's Jahr. 1857. t. XCVI.
(2) Edinburgh medical journal, 1857, t. II, p. 769.

4° L'inflammation, une fois établie, ne peut être jugulée ; l'unique but d'une judicieuse pratique doit être de la conduire à une favorable terminaison.

5° Toute connaissance positive de l'expérience du passé aussi bien que les observations plus exactes de l'époque actuelle, établissent les principes ci-dessus énoncés comme des guides pour l'avenir.

L'auteur examine ensuite les résultats du traitement de la pneumonie par la saignée.

Il signale une mortalité d'un tiers chez les pneumoniques traités à l'infirmerie royale d'Édimbourg, de 1839 à 1848. Les observateurs cités, Jones Reid, Peacock, Bennet et Macdougall, avaient mis en usage les traitements antiphlogistiques. Sur 648 malades, ils avaient eu 222 morts.

Le Dr Thorburn, à la prière de l'auteur, rechercha les cas traités par les antiphlogistiques de 1812 à 1837 dans le même hôpital. En éliminant les cas douteux, il trouva 50 cas; 31 malades guérirent, 19 moururent, ce qui donne pour la mortalité la proportion de $\frac{1}{2,6}$.

Bennet cite les cas recueillis par Louis (*Recherches sur les effets de la saignée;* Paris, 1835). La mortalité est représentée par $\frac{1}{3,3}$. A la Charité, on releva 78 cas; la mortalité fut de $\frac{1}{3}$; la durée moyenne de la maladie, quinze jours et demi. A la Pitié, 29 cas fournirent une mortalité de $\frac{1}{7}$ seulement; la durée moyenne de la maladie fut de dix-huit jours un quart. Louis attribue cet heureux résultat à ce que les saignées avaient été moins copieuses qu'à la Charité.

Bennet passe en revue les statistiques des différents

auteurs qui employaient les antiphlogistiques dans la pneumonie.

Rasori, dans le grand Hôpital de Milan, traita par le tartre stibié à haute dose 648 malades ; il eut 140 morts, c'est-à-dire $\frac{1}{4{\cdot}5}$.

Grisolle analysa 75 observations de Bouillaud. 49 malades furent soumis à l'épreuve des saignées coup sur coup. 6 moururent ou $\frac{1}{8}$. Ce résultat favorable fut attribué à la jeunesse des sujets.

Grisolle, dans sa propre pratique, traita 50 pneumoniques à la première période, par la saignée. Il eut 5 morts à enregistrer, $\frac{1}{10}$; il traita par le même moyen 182 malades à la deuxième période, il eut 32 morts, $\frac{1}{6}$. En réunissant toutes ces observations on trouve une mortalité de $\frac{1}{6{,}3}$, qui représente la moitié de la mortalité observée par Louis.

Laënnec, qui saignait aussi modérément, regardait la mortalité de la pneumonie comme étant de $\frac{1}{6}$ ou $\frac{1}{8}$.

Bennet parle ensuite des résultats obtenus avec le traitement par la diète. Cette méthode consiste à abandonner la maladie à sa marche naturelle. Pendant la fièvre, la diète doit être sévère, on donne simplement de l'eau fraîche. Plus tard, on peut permettre un régime plus généreux, du vin même, suivant les cas. L'auteur cite la pratique de Skoda, à Vienne, dont le Dr George Balfour a donné la relation. D'après les relevés de l'hôpital de Vienne, 392 malades furent traités dans une période de trois ans et cinq mois, à partir de 1843. 54 moururent, c'est-à-dire $\frac{1}{7{,}2}$. Skoda donnait parfois de l'opium à doses toujours faibles, pour calmer ses malades. La saignée fut pratiquée seulement dans les cas où la dyspnée était trop intense, et l'on donnait de l'émétique lorsque l'expectoration était difficile. Le Dr Balfour a pris également quelques statistiques de l'hôpital homœopathique de Vienne, mais d'après ses observations, le diagnostic était trop douteux pour qu'on pût comparer ces statistiques de celles avec l'autre hôpital.

L'auteur cite enfin les résultats comparatifs de Dielt au sujet des traitements par la saignée, par le tartre stibié et par l'expectation. La mortalité est représentée par les chiffres $\frac{1}{5}$, $\frac{1}{5.22}$ et $\frac{1}{13.5}$.

Bennet étudie en dernier lieu les résultats obtenus par lui-même avec un *traitement dirigé pour favoriser la marche naturelle de la maladie.*

L'auteur se fonde sur les principes de la physiologie pathologique pour favoriser les transformations que l'exsudat doit subir afin de pouvoir être éliminé de l'économie. Dans ce but, dit l'auteur, je me contente de donner, pendant la période de la fièvre, des sels à petites doses pour diminuer la plasticité du sang. Quand le pouls devient calme, j'ordonne du bon thé de bœuf et 4 ou 8 onces de vin. Quand la période de la crise approche, je donne un diurétique, généralement de l'éther nitrique, quelquefois associé avec du vin de colchique, afin de favoriser l'excrétion des urates. Mais si la crise s'annonce par des sueurs ou des selles, je m'abstiens d'agir.

En examinant les résultats de cette pratique, ajoute l'auteur, je trouve sur 65 malades ainsi traités, 3 morts, $\frac{1}{21.6}$; l'âge moyen des sujets était de 31 ans ; 40 malades ne présentaient pas de complications, 11 étaient atteints de pneumonie double, 4 n'ont pas été enregistrés par erreur. La durée moyenne de la maladie a été de quatorze jours et demi; la durée des pneumonies doubles, de vingt et un jours; celle des cas non compliqués, de six jours; celle enfin des cas traités avant l'admission à l'hôpital, par la saignee et les antiphlogistiques, de vingt jours et demi. Les 3 malades morts présentaient des complications : l'un, avait une diarrhée incoercible, le deuxième, un anasarque avec albuminurie, le troisième avait le delirium tremens. Parmi les malades guéris, Bennet cite 7 cas compliqués : 1 asthme et emphysème, 2 tpyhus fever, 2 pleurésies, 2 rhumatismes, dont 1 avec endo-péricardite

De ces faits, conclut l'auteur, on peut se convaincre que la pneumonie sans complications guérit presque toujours toute seule, surtout chez les sujets jeunes et robustes. On ne doit agir que dans les cas où l'on a affaire à des sujets âgés ou débiles, pour lesquels il faudra employer les toniques et non les antiphlogistiques. Cependant Bennet ajoute qu'il admet l'utilité de la saignée dans un cas, c'est lorsqu'il existe un embarras dans la circulation, que la respiration est gênée et l'asphyxie imminente.

L'auteur termine en répétant : Je m'en tiens à cette conclusion que dans les maladies inflammatoires, c'est une pratique erronée d'employer les antiphlogistiques.

Cette même année, au concours de l'agrégation de la Faculté de Paris, le Dr Charcot eut à traiter, pour sa thèse, *de l'expectation en médecine* (1).

(1) Charcot. De l'expectatation. Thèse pour l'agrégation; Paris, 1857.

L'auteur consacre un chapitre à l'expectation dans la pneumonie. Il en trace l'historique et formule ainsi son opinion sur ce sujet : « y a-t-il des pneumonies « qu'il est avantageux de traiter par l'expectation ? y en « a-t-il, au contraire, qui exigent l'emploi d'une médi- « cation active et énergique ? Il y aurait des pneumo- « nies qu'on peut traiter par l'expectation. » L'auteur cite, à ce propos, le mémoire de Marrotte et une note de Legendre.

Le Dr Geist, de Nuremberg, dans sa Clinique des maladies des vieillards (1), s'exprime ainsi au sujet de la saignée dans la pneumonie. Le traitement chez les vieillards exige beaucoup de précautions à cause du peu de vitalité des sujets et des maladies antérieures dont il faut tenir compte. Cependant la saignée est efficace pour combattre la pneumonie des vieillards, et l'on doit d'autant moins se permettre l'expectation qu'on peut moins compter sur les forces de l'économie pour réagir contre la maladie. La saignée, toutefois, doit être proportionnée à la résistance du sujet et ne doit jamais être répétée. Cette médication rend la circulation plus libre et empêche les congestions passives, d'après l'auteur. Les contre-indications de la saignée seraient au nombre de trois : 1° les affections du cœur ; 2° le peu d'étendue de la phlegmasie ; 3° la faiblesse de la constitution. La vieillesse, par elle-même, ne constituerait pas une contre-indication. L'auteur n'admet la saignée qu'au début de la maladie. Il rejette, dit-il, la méthode française de Durand-Fardel, les vomitifs et le tartre stibié à haute dose. Il

(1) Klinik der Greisenkrankheiten von Dr Geist Nuremberg 1 Halfte 1857 ; 2 Halfte, 1860. — Smidt's Jahr. 1861, t. CXII.

prétend que la mortalité est proportionnelle à l'énergie de cette médication.

En 1858, le professeur Easton (1) s'éleva contre la théorie de Dielt et de Bennet, tout en proscrivant aussi la saignée dans la pneumonie. Il admet avec Watson qu'on voit, suivant les époques, des pneumonies tantôt sthéniques, tantôt asthéniques ; que dans la constitution médicale actuelle, ce sont les pneumonies asthéniques qui dominent en Angleterre, surtout dans les grandes villes et par conséquent dans les hôpitaux. Dans ces circonstances, la saignée est contre indiquée. Mais à la campagne, continue l'auteur, les émissions sanguines faites de bonne heure peuvent, dans certains cas, juguler la maladie.

Le Dr Balfour, la même année (2), cherche à démontrer que la répugnance qu'on manifeste pour la saignée n'est pas nouvelle; qu'elle est vieille comme la médecine elle-même; car de tout temps on a vu des médecins rejeter l'usage des émissions sanguines pour les mêmes raisons que les praticiens modernes. Il rappelle de son temps les pratiques différentes de son compatriote Alison qui saignait dans la pneumonie, et de Skoda qui était partisan de la méthode expectante.

Le Dr Brandes, de Copenhague (3), qui avait essayé la méthode expectante dans la pneumonie, s'élève contre l'expectation systématique en usage à Vienne. Cette méthode ne lui a pas donné de meilleurs résultats, que le traitement par la saignée et le

(1) Edinburgh medical Journal, fév. 1858.
(2) Idem, sept. 1858.
(3) Archives de Wirchow, XV, 3.

tartre stibié. Il prétend que les malades se trouvent mieux d'un traitement actif. L'auteur attaque ensuite les statistiques de Dielt, et prétend qu'on ne peut rien en conclure. Il signale à l'appui de son assertion, la mortalité observée par lui-même dans deux années différentes sur des pneumoniques traités de la même manière. Les proportions sont bien éloignées l'une de l'autre. La première fois la mortalité fut de $\frac{5}{100}$, la seconde fois de $\frac{31}{100}$.

Brandes s'élève surtout contre la tendance de certains auteurs à adopter une méthode de traitement à l'exclusion des autres. Il faut chercher à remplir les indications qui se présentent dans chaque épidémie, et même dans chaque cas isolé. L'auteur convient qu'on rencontre fréquemment des contre-indications de la saignée, il signale à ce sujet l'alcoolisme et l'anémie.

Je citerai, comme ayant paru la même année, une revue critique de l'expectation dans les *Archives de médecine* (1). L'auteur discute les mémoires de Dielt et leur oppose les travaux de Wunderlich, de Leipzig, et de Magnus Huss, de Stockholm. Il conclut en faveur des traitements actifs.

Le professeur George Hirsch, de Kœnigsberg (2), s'élève contre l'abstention systématique des émissions sanguines. Il reconnaît qu'on peut négliger les saignées générales, mais il insiste sur l'usage des saignées locales, dont on ne peut se dispenser, d'après

(1) Du traitement de la pneumonie. Revue critique. Archives générales de médecine, 1858, t. XII.

(2) Klinische Fragmente von Dr George Hirsch. Kœnigsberg, 1858. — Smidt's Jahr. 1860, t. 106.

lui, au début du traitement, à moins que le malade ne soit dans un état de faiblesse extrême. L'auteur déclare, en outre, que la règle posée par un grand nombre d'auteurs, au sujet de l'abstention de la saignée dans la période d'hépatisation, est basée sur une théorie fausse.

La *Gazette médicale* publia, en 1859, un extrait du *British Journal*, faisant connaître les documents recueillis par Mittchell à l'hôpital général de Vienne, à la prière du professeur Bennet (1).

L'auteur signale la proportion de la mortalité dans la pneumonie, à l'hôpital de Vienne, depuis plusieurs années, de 1847 à 1856, la mortalité fut de $\frac{24}{100}$; en 1850, de $\frac{20,8}{100}$; en 1855, de $\frac{31,2}{100}$; en 1849, elle était de $\frac{11,4}{100}$ dans le service spécial des maladies de poitrine, tandis qu'elle était de $\frac{21 \text{ à } 30}{100}$ dans les autres services. Mittchell attribue à l'habileté pratique des spécialistes l'avantage de la statistique du service spécial. Dans ce service, on observait l'expectation; les saignées étaient abandonnées; on administrait simplement du tartre stibié ou de l'ipéca à haute dose, si la sécrétion bronchique était abondante. Les médecins de Vienne ne saignaient, en général, qu'en vue d'un soulagement temporaire, dans les cas de dyspnée particulièrement. La convalescence était, en général, plus prompte et plus franche.

L'auteur donne une proportion de $\frac{14}{100}$ comme représentant la mortalité pour un millier de pneumoniques traités sans émissions sanguines; il signale, d'autre part, une mortalité de $\frac{24,4}{100}$ pour la masse des

(1) Documents pour la statistique de la pneumonie, par A. Mittchell. Gazette médicale de Paris, 1859, p. 128.

cas traités par différents moyens, y compris le traitement par la saignée, dans une période de dix années.

Cette même année, les Drs Friedreich et Klinger publièrent dans le *Canstatt's Jahresbericht*, un compte-rendu des expériences faites sur les divers traitements de la pneumonie (1). Ils comparent les statistiques de l'hôpital de Vienne aux statistiques de Rasori, Broussais, Andral, Laënnec, Grisolle, Bouillaud, Louis, de Bang, de Copenhague, de Roy et de Rambaud, de Lyon, et semblent conclure en faveur de l'expectation.

Opolzer (2), partisan de la saignée, déclare que cette médication est absolument indiquée au début de la pneumonie, lorsqu'il y a menace de cyanose et dyspnée, que celle-ci soit due à la congestion du poumon ou à la pleurésie concomitante. Dans ce dernier cas, cependant, l'auteur préfère les saignées locales.

Rilliet et Barthez publièrent, à cette époque, un mémoire posthume de Legendre, sur l'expectation dans la pneumonie des enfants (3).

L'auteur rapporte quinze observations de pneumonie franche. Les malades avaient été surpris par le froid, au milieu d'une santé parfaite, en dehors de toute influence épidémique. Ils étaient tous de bonne constitution. Ils furent tous guéris du septième au neuvième jour.

Legendre en tire les conclusions suivantes :

(1) Canstatt's Jahr., 1859, t. III.

(2) Vortrag Opolzers Ueber die Ursachen und Behandlung der Dyspnoë bei der Lungenentzundung (Spit. Zeit., 1859.)

(3) De l'expectation dans la pneumonie franche, par Legendre. Mémoire posthume. Archives générales de médecine 1859, t. XIV, 5e série, p. 283.

1° Lorsqu'une pneumonie franche survient accidentellement chez un sujet en bonne santé, la terminaison habituelle de la maladie est la guérison ;

2° La maladie est caractérisée par trois périodes : période d'invasion, période d'état et période de déclin ;

3° L'évolution des trois périodes présente une durée moyenne de sept jours.

Les auteurs, dit Legendre, établissent le pronostic de la pneumonie d'après l'âge, le sexe, la constitution, le climat, la saison, la constitution régnante, la nature des causes occasionnelles, le siége, la forme de la pneumonie. C'est ce dernier point seul qui est fondamental.

Tous les auteurs sont unanimes pour attribuer la gravité de la pneumonie jusqu'à 5 ans, à la forme anatomique particulière, à la disposition lobulaire. Cette forme, Legendre l'élimine de son sujet, il n'entend parler que de la pneumonie franche, dont la guérison est assurée, quel que soit le traitement.

L'âge, dit l'auteur, n'a qu'une influence indirecte sur la gravité de la pneumonie, c'est la forme seule de la maladie qui doit être prise en considération. La question du traitement se résout donc en une question de diagnostic.

La même année, Beau publia, dans la *Gazette des Hôpitaux*, des leçons sur la saignée générale dans les phlegmasies (1). Après avoir retracé succinctement les observations de Bennet, de Mittchell et de Legendre, sur l'expectation, l'auteur conclut, en condamnant la

(1) Beau. Gazette des hôpitaux, 1859, p. 413 et 417.

saignée en règle générale. Toutefois, ajoute-t-il, la saignée, sage et discrète, doit être conservée dans le traitement des affections inflammatoires. Elle constitue un moyen palliatif, dans les inflammations liées à la suppression d'un écoulement sanguin habituel ; il en est de même dans l'hystérie, la chlorose, le scorbut. Cependant la saignée est une cause de mort fréquente, malgré le bien-être momentané qu'elle a pu procurer aux malades immédiatement après la déplétion sanguine. Il faut prendre en considération l'état des forces ou plutôt du sang, et l'on devra s'abstenir de saigner lorsque le sujet présentera un sang pauvre, une anémie notable, une phlegmasie secondaire. On risque autrement pour le moins, d'affaiblir le malade, de favoriser l'extension de la phlegmasie, d'amener une longue convalescence avec anémie globulaire.

En janvier 1860, Lawson écrivit, dans le journal américain, une critique des traitements divers employés contre la pneumonie (1). Il conclut, en faisant remarquer que les statistiques de l'expectation, donnent une mortalité variant de $\frac{1}{4}$ jusqu'à $\frac{1}{21,6}$; et les statistiques de la méthode antiphlogistique, une mortalité variant de $\frac{1}{3}$ jusqu'à $\frac{1}{90}$. Avec de tels résultats, dit l'auteur, il est difficile de se poser une base pour la pratique. Il faut admettre que ces résultats si variés ont été amenés par d'autres circonstances, telles que l'âge, la saison, le climat, l'influence épidémique, les complications, etc. Il faut donc varier la méthode selon l'état du malade et selon les circonstances.

(2) Lawson. Remarcks on the treatment of inflammations with special reference to pneumonia. Americ. Journ., janv. 1860. — Canstatt's, Jahr 1860, t. III.

Le Dr Hamon, de Fresnay-sur-Oise (1), vanta la médication par les alcalins, comme offrant tous les avantages de la saignée sans en avoir les inconvénients. Les heureux résultats de sa pratique ont confirmé pour lui l'utilité de cette médication.

Le Dr Bourgeois, d'Étampes, fit paraître, la même année, dans *l'Union médicale* (2), des articles sur le traitement de la pneumonie sans émissions sanguines.

L'auteur n'entend parler que de la pneumonie franche, il exclut les pneumonies de l'enfance et des vieillards, les pneumonies lobulaires, les pneumonies hypostatiques ou greffées sur un vieux catarrhe, les pneumonies consécutives à la rougeole, à la coqueuche, aux fièvres graves, les pneumonies traumatiques et les pneumonies secondaires.

Le Dr Bourgeois admet que la pneumonie d'emblée est rare, qu'elle est toujours précédée d'une bronchite prémonitoire.

Il donne le compte-rendu des pneumonies traitées à l'hôpital d'Étampes pendant une douzaine d'années. Aucune saignée n'a été faite. Sur 170 malades, il compte 18 décès, c'est-à-dire $\frac{1}{10}$. Pendant l'hiver de 1842, il observa une série d'une cinquantaine de cas, un seul malade mourut. Les sujets étaient, du reste, dans la force de l'âge, c'étaient des ouvriers du chemin de fer, auvergnats ou belges.

L'auteur avance que la saignée était réputée utile pour deux raisons illusoires : 1° pour le soulagement du malade; 2° à cause de la couenne inflammatoire. Il

(1) Gazette des hôpitaux, 1860. — Smidt's Jahr 1862, t. CXIII.
(2) Bourgeois (d'Etampes). Union médicale, 1860, p. 7, 19.

déclare que le soulagement n'est jamais que de courte durée, et que la couenne se forme d'autant mieux qu'il y a moins de globules dans le sang, d'après Beau ; que cette couenne contribuerait à hépatiser le poumon.

L'auteur formule les conclusions suivantes :

« La pneumonie est une *affection locale généralisée*, qu'il ne faut pas confondre avec l'inflammation pure et simple du parenchyme pulmonaire, occasionnée par la présence d'un corps étranger ou par des lésions traumatiques.

« La forme légitime, franche, de cette maladie, ne se termine guère avant le neuvième jour, quant à son appareil symptomatique, mais il faut plusieurs semaines pour que les lésions pulmonaires disparaissent. Elle se juge rarement par des crises manifestes.

« Bien qu'elle soit l'apanage de l'âge moyen, on l'observe quelquefois dès quatre ou cinq ans, et parfois chez des vieillards septuagénaires ou octogénaires, mais forts, sanguins et bien conservés. Il est absolument impossible de la juguler, elle doit parcourir toutes ses périodes quel que soit le traitement employé.

« Elle est, en général, d'une gravité médiocre dans la forme où nous l'étudions, et elle guérit dans la très-grande majorité des cas, sous l'influence des seuls efforts de la nature.

« La saignée, qui n'est nullement antiphlogistique, n'a pour elle aucun effet curatif. Elle peut même devenir nuisible en empêchant les efforts salutaires de l'organisme, en retardant la convalescence, et en engendrant diverses affections que peut déterminer une anémie plus ou moins profonde.

« Pas plus que dans le rhumatisme aigu, comme vient de le démontrer Beau, la couenne inflammatoire ne commande les émissions sanguines.

« Jusqu'ici, les relevés faits à la suite du traitement habituel offrent un résultat moins favorable que ceux du petit nombre de praticiens qui s'abstiennent de saigner. Ceci explique, du reste, la réussite dans les cas de la médecine homœopathique. »

En 1861, le Dr Anger publia une traduction en alle mand du mémoire suédois du professeur Magnus Huss sur le traitement de la pneumonie (1). L'auteur se base sur les observations recueillies à l'hôpital Séraphin de Stockholm pendant seize ans, de 1840 à 1855. Ces observations ont été rédigées sous ses yeux. Les statistiques qu'il a relevées portent essentiellement sur des adultes. L'auteur avance que les pneumonies se sont montrées fréquentes au printemps, que la proportion des femmes malades, relativement aux hommes, a été de $\frac{1}{3}$. On a signalé fréquemment comme antécédents ou comme cause, la tuberculose, la maladie de Bright, le froid et les excès alcooliques.

L'auteur a noté la proportion des pneumonies doubles, $\frac{18}{100}$; des pneumonies droites, $\frac{51}{100}$, et des pneumonies gauches, $\frac{31}{100}$.

Sur 2,616 pneumoniques, on eut 281 insuccès. 91 malades apportés mourants ne sont pas compris dans ce relevé. En les y plaçant, on trouve une mortalité de $\frac{14}{100}$. L'année la plus favorable, la proportion de la mortalité fut de $\frac{6}{100}$; l'année la moins heureuse, de $\frac{14}{100}$.

(1) Die Behandlung der Lungenentzundung von Magnus Huss. Traduit du suédois en allemand, par le Dr Anger. Leipzig, 1861. — Archives générales de médecine, 1863, t. I, p. 377.

La mortalité dans les pneumonies doubles fut de $\frac{22}{100}$; dans les pneumonies droites, de $\frac{9}{100}$; dans les pneumonies gauches, de $\frac{7}{100}$.

La saignée, dit Magnus Huss, a été utile dans la période de congestion, lorsque l'état de la circulation l'indiquait. Elle paraît plutôt nuisible qu'utile, durant la période d'hépatisation rouge.

La durée moyenne de la maladie a été plus longue dans les cas où la saignée a été employée. Les hommes supportent les émissions sanguines mieux que les femmes.

De 1840 à 1847, la saignée a été mise en usage. Sur 1,040 cas, on eut 120 morts, $\frac{11.54}{100}$.

De 1848 à 1855, on ne fit pas de saignée. La mortalité fut de $\frac{10.21}{100}$.

En comprenant les malades apportés mourants, on trouve : de 1840 à 1847, une mortalité de $\frac{13.93}{100}$; de 1848 à 1855, une mortalité de $\frac{13.77}{100}$. Les proportions ne diffèrent pas beaucoup l'une de l'autre, comme on le voit.

L'auteur indique, comme formant son traitement habituel, le tartre stibié, le calomel, la térébenthine, le camphre. Dans la troisième période, dans l'hépatisation grise, la mortalité s'éleva à $\frac{1}{3}$. Les moyens de traitement manquent; on ne peut compter sur les sels de quinine, la vératrine, l'opium, que l'auteur employait néanmoins.

En 1862, le Dr Paul Niemeyer (de Magdebourg) fit paraître dans le *Smidt's Jahresbericht* une analyse des recherches modernes sur la pneumonie (1). L'auteur

(1) Urbersicht der neuern Forschungen uber Pneumonie von Dr Paul Niemeyer in Magdeburg. — Smidt's Jahr. 1862, t. CXIII.

donne un compte-rendu succinct des travaux les plus importants parus dans les deux dernières années.

Cette même année, le professeur Bennet (d'Édimbourg) présenta à la Société médicale d'Angleterre (1) un mémoire au sujet du traitement de la pneumonie mis en pratique par lui à l'Infirmerie royale d'Édimbourg. Dans l'espace de quatorze années, on releva 105 cas de pneumonie. Les observations avaient été recueillies avec soin par les différents *medical clerks* qui se sont succédé dans les services. On nota 58 pneumonies simples, dont la durée moyenne fut de treize jours et demi ; 19 pneumonies doubles, dont la durée fut de vingt jours ; 17 pneumonies compliquées qui durèrent en moyenne quinze jours et demi, et 8 autres cas dont la durée se prolongea d'une manière peu satisfaisante. Sur ces 105 malades, 3 seulement moururent, c'est-à-dire $\frac{1}{35}$!

Le Dr Routh, en entendant ce résultat, ne put s'empêcher de déclarer qu'aucune statistique en Europe ne pouvait soutenir la comparaison avec celle-ci, et le Dr Farr ajouta que ces résultats créeraient une révolution en médecine s'ils étaient confirmés.

Bennet se livre ensuite à quelques considérations théoriques sur la physiologie pathologique de la pneumonie. Il avance que l'inflammation du poumon est une exsudation du sang dans les tissus élémentaires et les vésicules pulmonaires, ce qui donne lieu aux signes physiques et aux désordres fonctionnels qui les caractérisent. On traitait cette maladie, comme la plupart des inflammations, par les antiphlogis-

(1) Canstatt's Jahr. 1862, t. III. — Union médicale 1863, t. XVII, p. 463.

tiques, c'est-à-dire les émissions sanguines, les purgatifs, les antimoniaux, la diète et autres moyens d'abaisser les forces. J'ai abandonné ce traitement, ajoute l'auteur, pour les raisons suivantes :

1° La cause de l'inflammation étant une irritation des tissus des molécules organiques qui en diminue le pouvoir vital, la soustraction du sang, pas plus que les autres moyens débilitants, ne modifieront cet effet. Si l'inflammation est superficielle et limitée, une saignée locale peut diminuer la congestion comme dans la conjonctivite ; mais si l'exsudation a lieu, elle ne peut la modifier.

2° Cette exsudation ne peut être absorbée que par la transformation des cellules et cet acte demande des forces vitales ; la faiblesse l'entrave. Les inflammations, chez les hommes en bonne santé, parcourent rapidement leurs périodes ; chez les personnes faibles, ces périodes sont plus longues, arrêtées dans leur cours. De là leur *fatalité*.

3° Un pouls fort, la fièvre et l'afflux du sang dans le voisinage des parties enflammées, mal interprétés des médecins, sont le résultat et non la cause de l'inflammation.

4° Si ces vues sont exactes, le vrai traitement de l'inflammation pour amener la maladie à une terminaison favorable doit donc être d'entretenir, de soutenir les forces vitales de l'économie, non par l'hyperstimulation comme le fait le Dr Todd, mais en satisfaisant simplement aux diverses indications de la nutrition.

Le traitement des 105 cas cités plus haut, continue Bennet, a été dirigé en conséquence. Quand la dyspnée est extrême, des ventouses ou une petite saignée de 8 onces pourraient être indiquées comme palliatives, plus spécialement dans les complications bronchiques ou cardiaques. Quoique en aucun de ces cas, ajoute l'auteur, elles ne soient absolument nécessaires. Pendant l'excitation fébrile, on administre des sels neutres; du quatrième au cinquième jour, quand la fièvre tombe, on donne aux malades du bon thé de bœuf et des aliments avec 8 onces de vin par jour. Quand la période critique approche, de légers diurétiques sont administrés pour favoriser les fonctions excrétoires.

En avril 1862 le Dr Blache lut à l'Académie de médecine un rapport sur un mémoire du Dr Barthez, intitulé : *Des résultats obtenus à l'hôpital Sainte-Eugénie par l'expectation dans le traitement de la pneumonie des enfants* (1).

L'auteur a réuni les observations de 212 enfants atteints de pneumonie franche. Il n'eut à enregistrer que deux insuccès, et encore ces deux malades moururent avec une pneumonie double.

Dans la moitié des cas, Barthez ne fit aucune médication; dans un sixième des cas, il employa un traitement un peu actif; pour les autres, il n'usa que de moyens insignifiants.

L'âge de ces petits malades variait de 2 et 15 ans. L'auteur ne comprend dans sa statistique que les cas de pneumonie lobaire primitive (pneumonies franches). Il élimine les pneumonies lobulaires ou généralisées, les pneumonies pseudo-lobaires, les broncho-

(1) Bulletins de l'Académie de médecine, t. XXX, p. 31.

pneumonies, les pneumonies catarrhales, les congestions lobaires consécutives. « Je me range, » dit-il, « parmi les médecins qui pensent que la phlegmasie des organes est la conséquence d'états appelés généraux préexistant et qu'elle emprunte d'habitude à ces causes diverses une physionomie qui peut servir à relever son origine. »

La résolution de la pneumonie abandonnée à elle-même, commence du sixième au huitième jour, surtout le septième (dans la moitié des cas) ; quelquefois le quatrième ou le cinquième, plus rarement après le huitième.

Un traitement insignifiant ou un traitement un peu actif (un petit nombre de saignées) ne détermine aucun changement dans ces proportions. Peut-être les saignées coup sur coup eussent-elles mieux réussi. Chez quatre malades cette formule a été appliquée et la résolution a débuté le cinquième, le sixième, le septième et le dixième jour.

La période de déclin est rapide ; elle dure de deux à six jours, rarement de sept à dix. Elle n'est pas sensiblement modifiée par le traitement, ou si elle l'est, ce n'est pas en faveur des malades activement traités.

La duré totale oscille entre dix et quinze jours, avec l'expectation ; elle est un peu plus longue quand on emploie un traitement actif. Presque toutes les pneumonies doubles durent plus de quinze jours.

La convalescence dure de cinq à dix jours. Avec l'expectation, elle ne dépasse jamais quinze jours. Quand on emploie les émissions sanguines, cette période s'allonge et peut durer de quinze à trente jours.

La pneumonie du lobe moyen se résoud plus rapidement que celle du sommet ou de la base. La pneumonie double a une durée plus longue. La résolution est lente pour le poumon envahi le premier, elle est plus rapide pour le second.

L'auteur conclut : « En présence d'une hépatisation lobaire primitive et franche, la meilleure thérapeutique est l'emploi d'une bonne hygiène et l'abstention de toute médication. » Barthez ajoute un peu plus loin : « Se diriger exclusivement d'après un ensemble de chiffres pareil à celui que l'on trouve dans ce mémoire, pour établir une conclusion thérapeutique absolue, ce serait oublier que chaque malade présente une individualité qui exige l'établissement et la solution d'un problème particulier. Or, je ne veux pas me soustraire à ces nécessités de notre art. C'est ainsi qu'une petite émission sanguine, locale ou générale, soulagera le point de côté, diminuera l'oppression pénible, atténuera, au moins momentanément, le mouvement fébrile. Ailleurs, un vomitif ou un purgatif, donné à propos, amèneront de la détente. D'autres fois, ces effets favorables résulteront d'un bain tiède donné en pleine pneumonie, etc., etc. »

Le rapporteur de ce mémoire, le Dr Blache, regrette que Barthez n'ait pas parlé des autres médications en usage dans la pneumonie. Il déclare, qu'il emploie très-fréquemment et avec succès le tartre stibié (10 ou 15 centigrammes, à doses fractionnées) seul ou associé à l'alcoolature d'aconit. Cette médication produit toujours une sédation rapide et salutaire, qui calme la fièvre et diminue l'angoisse de la respiration; elle ne débilite pas autant les enfants que les saignées générales ou locales un peu copieuses; elle ne prolonge pas la période de la convalescence. Quélquefois elle provoque des évacuations abondantes qui nécessitent sa suspension. Quand l'émétique n'est pas toléré, Blache le remplace avantageusement par le kermès et l'extrait de digitale associés à doses égales. La poudre de James et l'oxyde blanc d'antimoine trouvent aussi, suivant les cas, d'utiles applications.

La médication révulsive, les vésicatoires volants, sont d'un grand secours dans les pneumonies à résolution tardive et peu franche, ou lorsqu'au début l'enfant est trop faible pour supporter une médication plus énergique. La pleurésie concomitante fournit encore une indication plus formelle pour l'emploi des révulsifs. Dans les hôpitaux, les vésicatoires sont dangereux, dit Blache, ils peuvent amener des ulcérations, la diphthérite, la gangrène, la pourriture d'hôpital, accidents qui se manifestent sous l'influence de la débilité et des conditions antihygiéniques dans lesquelles sont placés les malades. La teinture d'iode est préférable dans ce cas.

Blache dit en terminant son rapport : « Par l'expec-
« tation, appliquée d'une manière générale au traite-
« ment de la pneumonie, on avait prétendu renverser
« une expérience aussi vieille que la médecine et dé-
« trôner les saignées. A-t-on réussi? je ne le crois
« pas. Il me semble au contraire bien établi, par ce
« qu'on peut voir tous les jours, que les émissions
« sanguines sont très-utiles au début de la pneumo-
« nie et qu'associées au tartre stibié, elles constituent
« une médication qu'on peut graduer, approprier à

« tous les cas et dont les praticiens n'auront qu'à se « féliciter. Je ne nie pas que l'expectation ne soit in- « diquée dans quelques cas chez les enfants surtout, « bien plus que chez les adultes. »

Cette même année, 1862, l'Académie de médecine, sur la proposition du Dr Bouvier, mit au concours, pour son prix annuel le sujet suivant :

Déterminer en s'appuyant sur les faits cliniques : 1° quelle est la marche naturelle des diverses sortes de pneumonie, considérées dans les différentes conditions physiologiques des malades; 2° quelle est la valeur relative de l'expectation dans le traitement de ces maladies.

Trois mémoires furent mentionnés honorablement par l'Académie. Les auteurs de ces trois mémoires étaient : le Dr Jules Daudé, de Marvejols, le Dr Emile Molland et le Dr Louis Duclaut, de Sainte-Marie-aux-Mines.

M. le Dr Molland a bien voulu me communiquer les conclusions de son mémoire. Ces conclusions sont particulièrement intéressantes, car l'auteur a comparé les résultats de différents traitements dans les diverses formes de la pneumonie franche, primitive, chez les enfants. Il a réuni 119 cas observés en 1857, à l'hôpital Sainte-Eugénie. Ces pneumonies ont présenté en général une forme peu grave. Dans un petit nombre seulement, on a observé des symptômes typhoïdes ou ataxiques.

Toutes ces pneumonies se sont terminées par la guérison.

La résolution s'est faite, en moyenne, du sixième au huitième jour ; avant le sixième jour, dans un quart des cas, et après le huitième jour, dans un sixième des cas.

La convalescence a duré en moyenne quinze jours.

Les traitements employés sont divisés par l'auteur en trois catégories.

1° Traitement actif (émissions sanguines) ;

2° Traitement léger (kermès, vomitifs, purgatifs, bains, etc.) ;

3° Expectation pure (pas de médication, alimentation).

Les cas traités par l'expectation et par les moyens de traitement légers, ont fourni le plus grand nombre de résolutions précoces.

Les cas traités par la saignée ont présenté la résolution la plus lente et la convalescence la plus longue.

La lenteur de la résolution et de la convalescence a été en rapport avec l'étendue de la lésion et la gravité des symptômes généraux.

Les pneumonies synoques et les pneumonies rhumatismales ont eu, au contraire, une résolution prompte et une convalescence de courte durée.

Le Dr Molland conclut :

1° Que les cas dans lesquels on doit employer les émissions sanguines sont l'exception ;

2° Que les traitements légers trouvent assez souvent leur application. Dans les pneumonies typhoïdes, en particulier, la meilleure médication a été l'emploi des vomitifs et des purgatifs ;

3° Que l'expectation doit constituer la règle ordinaire dans la majorité des cas.

Je citerai, comme ayant paru la même année, une thèse du Dr Santiard, sur l'*expectation dans la pneumonie*. L'auteur donne une relation succincte des travaux faits sur ce sujet et ajoute une statistique des pneumonies traitées par l'expectation dans le service du Dr Pidoux, pendant les quatre premiers mois de 1862. Sur 10 pneumoniques, 9 guérirent et 1 mourut. Ce dernier avait une pneumonie du sommet, de forme ataxique. L'auteur conclut en faveur de la méthode expectante.

En 1863, le professeur Skoda publia sur le traitement de la pneumonie, dans le journal médical de Vienne (1), un article dans lequel il se montre beaucoup moins exclusif qu'autrefois au sujet de la saignée. Ses propres expériences, dit-il, lui avaient démontré que la mortalité était moindre dans les services où l'on proscrivait la saignée, que dans ceux où cette médication était mise en usage. Mais en examinant les statistiques des années suivantes, il a dû changer d'opinion, car il a reconnu que la mortalité ne dépendait pas de la saignée, qu'il ne pouvait en déterminer la cause. Skoda déclare que puisqu'il n'y a pas de remède spécifique contre la pneumonie, tout ce qu'on peut faire, c'est de soulager les malades et de combattre les symptômes pénibles ou dangereux. Il admet la saignée dans les cas où la congestion générale amène le délire, le coma ou les convulsions, lorsque la dyspnée est intense. Ordinairement, la saignée n'empêche pas le malade de mourir, mais

(1) Therapie der Lüngenentzündüng nach Prof. Skoda (Allgemeine Wiener medicinische Zeitung, VIII, 1863. — Smidt's Jahr., t. CXIX, 1863.

quelquefois, ajoute l'auteur, on a réussi à le sauver. Si donc le malade réclame une saignée, on ne sera pas autorisé à la lui refuser, à moins qu'il ne soit anémique.

La même année, le Dr Klingel, comparant, dans le *Canstatt's Jahresbericht* (1), les résultats de la médication par la vératrine avec les résultats de la méthode expectante, prétend que la deffervescence se manifeste plus tôt sous l'influence de la vératrine, qu'avec l'expectation. Dans le premier cas, elle se ferait, en moyenne, du cinquième au sixième jour, dans le second, du septième au neuvième.

En 1864, parut la deuxième édition du *Traité de la Pneumonie* du professeur Grisolle. Cet auteur consacre un chapitre à l'expectation dans le traitement de la pneumonie (2). Il donne le résultat d'expériences comparatives faites par lui en 1840, sur le traitement par la méthode expectante et le traitement par les moyens actifs.

Sur 24 malades jeunes, présentant une pneumonie simple, de forme bénigne, se trouvant tous dans les mêmes conditions, 11 ont été traités par l'expectation et 13 par la saignée. Dans le premier groupe, deux malades en étaient encore à la première période de la pneumonie, chez les 9 autres, la maladie était déjà parvenue au degré d'hépatisation rouge.

La douleur dura en moyenne 15 jours. Elle ne céda dans quelques cas, qu'au 25e ou au 27e jour;

La fièvre tomba le 10e jour;

(1) Canstatt's Jahr., 1863, t. III, p. 223.

(2) Traité de la pneumonie, par Grisolle, 2e édition, Paris. 1864, p. 558.

Les phénomènes d'auscultation n'ont commencé à décroître qu'à la fin du 2e septénaire, 4 ou 5 jours après la fièvre, et ont persisté jusqu'au 22e ou au 30e jour;

La convalescence a commencé le 11e ou le 12e jour.

Parmi les 13 malades traités par la saignée, 9 présentaient une pneumonie au deuxième degré; chez les 4 autres, la maladie n'avait pas franchi le premier degré.

Ils furent saignés, en moyenne, le 4e jour de la maladie.

La douleur, très-amoindrie aussitôt après, avait disparu du 2e au 12e jour, en moyenne le 8e.

La fièvre était éteinte le 7e jour.

Les phénomènes d'auscultation diminuaient le 7e jour.

Le poumon était perméable le 12e jour.

Ces résultats sont tout à l'avantage du traitement actif. Grisolle reconnaît que la conclusion serait bien plus rigoureuse s'il avait pu expérimenter sur des cas graves, mais l'illustre professeur ne se croyait pas autorisé à se croiser les bras en présence d'un cas de cette nature, convaincu qu'il était, de l'utilité d'une intervention active. L'auteur ajoute qu'une raison de plus pour admettre que la pneumonie réclame le plus tôt possible une médication active, c'est que, d'après les statistiques, la mortalité a été d'autant plus grande que la thérapeutique est intervenue plus tardivement.

Grisolle discute ensuite les statistiques publiées sur l'expectation et conclut en ces termes : « L'expectation « est irrationnelle en principe, elle n'a pas donné d'ail-

«leurs des résultats concordants. En exceptant la «pneumonie de l'enfance, qui doit être envisagée à «part, nous voyons que si les uns ont guéri en ne «faisant rien, d'autres ont augmenté beaucoup leur «mortalité en adoptant l'expectation comme méthode «générale..... Il y a sans contredit des pneumonies «qui ont une irrésistible tendance à se terminer «promptement par la guérison, mais il n'existe en-«core aucun caractère qui permette de les reconnaître «sûrement..... le mieux est d'obéir aux indications. «Celle qui porte à tirer du sang étant de beaucoup la «plus fréquente, c'est elle aussi qui doit tout d'abord «fixer notre attention.»

J'exposerai ici une statistique des pneumonies traitées dans le service du professeur Grisolle en 1865 (1). Sur 18 pneumoniques (17 hommes et 1 femme), un seul mourut. Il n'avait pas été saigné, il succomba au milieu d'accidents cholériformes. Je passe sous silence deux malades apportés mourants et morts le lendemain de leur entrée. La proportion de la mortalité a donc été de 1/18. L'âge moyen des malades était 31 ans; ils étaient entrés à l'hôpital, en moyenne, le 4e jour de la maladie. Le traitement employé a varié suivant les cas. Un seul fut saigné; 7 furent traités par les ventouses scarifiées et le tartre stibié. Chez ces malades, la deffervescence commença le 8e jour. La guérison était complète le 11e jour chez celui qui avait été saigné. Les autres malades furent traités par des

(1) Ce document est extrait d'un mémoire sur les affections thoraciques, couronné par la Faculté de médecine (prix Corvisart, 1865). Je le dois à l'obligeance de l'auteur, mon excellent collègue le Dr Liouville.

moyens plus anodins; on appliqua des vésicatoires à 10 d'entre eux. La deffervescence s'opéra chez eux le 10e jour en moyenne, plus tard, par conséquent, que chez les malades qui avaient subi le traitement par les émissions sanguines.

En 1866, le Dr Faure, dans sa thèse sur l'expectation chez les enfants (1), donne un relevé de 27 cas de pneumonies lobaires, observées à l'hôpital Sainte-Eugénie, dans le service du Dr Barthez. On eut à noter 23 guérisons et 4 morts. Les insuccès portent sur trois cas de pneumonie double et un cas compliqué de méningite. La mortalité est beaucoup plus considérable que dans les anciens relevés de Barthez, elle s'élève à 1/8. Il est vrai qu'elle ne porte que sur des cas compliqués et que toutes les pneumonies simples ont guéri.

Je signalerai, pour être complet, les ouvrages suivants, qui renferment quelques articles relatifs à l'expectation dans la pneumonie :

La Pathologie interne de Niemeyer;

Les Leçons cliniques de Jaccoud;

Les Leçons cliniques du professeur Béhier.

Je citerai deux thèses de Strasbourg parues en 1868 :

A propos du traitement de la pneumonie. Essai critique, par le Dr Morin;

De l'expectation dans la pneumonie primitive, franche, par le Dr Walcher.

J'ajouterai deux relevés recueillis, à l'hôpital Saint-Antoine en 1869, dans le service du Dr Lorain et dans

(1) De l'Expectation dans les maladies aiguës des enfants, par le Dr Faure; Paris, 1866.

celui de mon excellent maître, le Dr Desnos. Je dois le premier à l'obligeance de mon excellent collègue Quinquand, l'autre m'est personnel.

Le premier de ces relevés comprend 16 cas de pneumonie franche, 13 hommes et 3 femmes, plus 6 malades apportés mourants et qui ont succombé le lendemain ou le surlendemain de leur entrée. L'âge moyen des malades était 38 ans ; l'époque de leur entrée à l'hôpital, en moyenne le 4e jour.

Le traitement a été le suivant : dans un cas on employa les ventouses scarifiées ; dans trois cas, l'alcool ; dans onze cas, l'expectation.

Un seul mourut avec le délire et la diarrhée. Il était traité par l'alcool. La mortalité est donc représentée par la proportion 1/16.

15 malades furent guéris. La deffervescence s'opéra en moyenne le 7e jour. Chez 5 malades, la deffervescence fut peu franche et la résolution complète tardive. L'un des malades qui avait été traité par l'expectation et qui était d'une santé robuste auparavant, est devenu anémique après sa pneumonie.

Le second relevé comprend 21 cas de pneumonie franche, primitive, 16 hommes et 5 femmes. Je ne compte pas trois malades apportés mourants.

L'époque de l'entrée des malades fut en moyenne le cinquième jour.

Le traitement a été varié suivant les cas. Un seul malade a été saigné; trois furent traités par les ventouses sacrifiées; treize furent soumis au traitement par le tartre stibié, le kermès, l'alcool, à doses peu élevées, quelquefois on appliqua des vésicatoires; huit furent traités par des moyens anodins équivalant à l'expectation.

Trois malades moururent, 2 hommes et 1 femme. L'un des hommes avait une pneumonie double, fort étendue des deux côtés, l'autre avait présenté des phénomènes ataxo-adynamiques; la femme avait le poumon droit entièrement hépatisé.

La proportion de la mortalité a donc été de $\frac{1}{7}$.

18 malades furent guéris, 14 hommes et 4 femmes.

La defferyescence s'effectua en moyenne le 8ᵉ jour.

Le malade qui avait été saigné se trouvait complétement rétabli le dixième jour. Il quittait l'hôpital pour reprendre son travail. C'est chez ce malade que la résolution s'est faite le plus rapidement.

Dans deux cas la defferyescence ne se fit pas franchement : chez un malade traité par l'alcool et chez un autre, traité par l'expectation. La résolution complète fut tardive.

CHAPITRE II.

DÉFINITION DE L'EXPECTATION.

EXAMEN DES DIFFÉRENTES MÉTHODES APPLIQUÉES SOUS LE NOM D'EXPECTATION.

L'expectation en médecine, d'après Littré, peut se définir : « un ensemble de règles de conduite qui consistent à abandonner le malade aux seules ressources de la nature sans intervenir dans le cours de l'affection par une médication active, en se bornant tout au plus à éloigner les agents et les circonstances nuisibles » (1).

D'après Charcot (2) l'expectation se résume dans la formule suivante :

1° S'abstenir de toute médication active, tant qu'il ne se présente pas d'indications qui rendent leur emploi nécessaire ;

2° Faire observer scrupuleusement les règles de la diététique.

Cette définition s'applique à la méthode de Dielt, avec cette réserve que cet auteur observait *systématiquement* l'expectation, même lorsque ses pneumoniques présentaient des symptômes graves ou des complications. Il déclare, du reste, que ceux de ses malades qui sont morts ont succombé aux complications

(1) Littré, Dictionnaire de médecine en 30 vol., t. XII, p. 492.
(2) Charcot, De l'Expectation. Thèse d'agrégation, 1857.

de la pneumonie et non à la pneumonie elle-même. Il était convaincu que l'intervention d'un traitement actif ne pouvait qu'ajouter de nouveaux embarras à la situation. Il se bornait à prescrire quelques potions gommeuses ou opiacées et de l'eau fraîche. Aux plus malades il donnait une boisson pectorale. Il excluait de son traitement, non-seulement l'usage de la saignée, mais toute espèce de médication active.

Les observateurs qui ont imité Dielt en Allemagne, en Hollande, en Suède, ont adopté la même méthode ou pour mieux dire, le même système d'expectation.

Les Anglais ont observé l'expectation d'une autre manière. Bennet, aussi exclusif que Dielt au point de vue de la saignée, était loin de faire observer, comme cet auteur, une diète rigoureuse à ses malades. Il avait renoncé à ce régime qu'il considérait comme trop débilitant et traitait ses pneumoniques avec du *bon thé de bœuf* et du vin. Robert Bentley leur donnait même des liqueurs fortes, du wiskey. Bennet administrait de plus à ses malades des alcalins au début, des diurétiques vers la fin de la fièvre. Lorsqu'il agissait plus énergiquement, c'était pour employer les toniques et non les antiphlogistiques qui ne seraient jamais indiqués.

Cette méthode de traitement ne peut rentrer dans l'expectation pure et simple.

Les Français ont appliqué la méthode expectante d'une manière plus conforme à la définition adoptée par Charcot. Ils n'ont pas fait de l'expectation systématique. Ils admettent l'usage des médications actives lorsqu'il se présente des indications qui rendent leur emploi nécessaire. Du reste, on n'a pas expérimenté sur une grande échelle, l'expectation dans la pneumonie des adultes, en France. Les relevés qui ont été publiés ne portent que sur un petit nombre d'observations (Marrotte, Laboulbène, Grisolle). Les auteurs ont basé leurs conclusions, en grande partie, d'après les résultats des statistiques allemandes et anglaises. Les observations les plus importantes sur la méthode expectante se rapportent à la pneumonie des enfants (Legendre, Barthez). Je citerai, à propos de ce dernier auteur, la dernière phrase du rapport de M. Blache sur son mémoire. Elle peut s'appliquer aux autres observateurs. « Dans ce travail important, M. Barthez « est toujours resté dans la grande voie de l'observa- « tion rationnelle. Il a montré les qualités éminem- « ment françaises et ne s'est jeté ni dans l'empirisme « outré de quelques Allemands, ni dans l'excentri- « cité de certains thérapeutistes anglais. »

Je ne parlerai pas des homœopathes Teissier, Timbart, Grandmottet, dont la méthode se rapproche de l'expectation absolue, si l'on en dégage les effets illusoires de la médication hahnemannienne.

L'expectation, comme on le voit, n'a pas été pratiquée de la même manière par les différents observateurs. Cependant tous se sont élevés contre la saignée. Les plus modérés veulent en restreindre l'usage autant que possible, plusieurs (Dielt, Bennet) la proscrivent radicalement. J'aurai donc à étudier spécialement les effets comparatifs de ces deux méthodes, l'expectation et les émissions sanguines. Car c'est à ce point de vue que se sont placés tous les observateurs.

Il est nécessaire d'établir d'abord quelle est la valeur de l'expectation comme moyen thérapeutique.

Cette méthode, telle que l'ont appliquée Dielt et les Allemands, représente le traitement par la *diète*. Ce régime produit nécessairement une débilitation, une spoliation de l'économie, d'une manière peu rapide mais avec une énergie proportionnelle à sa durée. L'expectation, observée de cette manière, peut donc être considérée comme un traitement antiphlogistique moins violent et surtout moins prompt dans ses effets que la saignée, mais doué néanmoins d'une certaine activité.

La méthode de Bennet rentre plutôt dans le traitement par les toniques que dans l'expectation.

Ces méthodes de traitement peuvent avoir certainement leurs indications dans un grand nombre de cas, et amèneront, dans certaines circonstances, d'excellents résultats. Mais ce qui n'est pas admissible, c'est la prétention de leurs auteurs, de les appliquer indistinctement à tous les cas de pneumonie.

CHAPITRE III.

COMPARAISON DES RÉSULTATS OBTENUS PAR LES DIFFÉRENTS MOYENS DE TRAITEMENT DANS LA PNEUMONIE.

Les auteurs qui ont observé l'expectation dans la pneumonie n'ont soumis à cette méthode de traitement que les malades atteints de pneumonie franche, primitive, et ont éliminé de leurs statistiques les cas de pneumonie lobulaire et de pneumonie secondaire, Les premières, par leur forme particulière, par leur gravité, ne ressemblent en rien aux pneumonies franches, les autres présentent certaines indications de traitement qu'il serait au moins imprudent de négliger. En somme, elles n'offrent pas, comme la pneumonie franche, un ensemble de symptômes déterminés, parcourant une évolution invariable et traversant une série de phases qui se terminent d'ordinaire par la guérison, si aucune complication n'intervient.

J'ai réuni en un tableau les principales statistiques relatives aux différents traitements de la pneumonie.

La plupart de ces statistiques ont été déjà exposées dans la première partie de mon travail.

COMPARAISON DES STATISTIQUES DES DIFFÉRENTS AUTEURS.

Traitement par la saignée.

	Mortalité p. 100.
Leroux (1826).	21
Louis (1828).	30,3
Charité.	33,3
Pitié.	14
Broussais (1838).	62
Rasori.	24
Andral.	56
Bouillaud (1831-1836, à la Charité). Saignées coup sur coup,	11
Grisolle. 1re période de la pneumonie.	10
2e période.	16
Réunion des observations.	15,8
Brera (Italie). Deux ou trois saignées.	19
De trois à neuf saignées.	22
Plus de neuf saignées.	68
Rambeau (Lyon). Hôpital militaire.	0
Balfour. Infirmerie royale d'Édimbourg (1839-1844).	39,5
Hôpitaux écossais (Thompson, Orr).	25 à 33
Bennet. Infirmerie royale d'Édimbourg, de 1839 à 1848 (Reid, Peacock, Bennet et Macdougall).	34
Infirmerie royale d'Édimbourg, de 1812 à 1837 (Thorburn).	38
Dielt (Vienne, 1849).	20,7
Routh (Londres, 1855). Statistiques comparées.	14 à 20

	Mortalité p. 100.
Bordes (Amsterdam, 1855).	18
Wunderlinch (Leipzig, 1856).	6,6
Magnus Huss (Stockholm, 1840-1847).	13,93

Traitement mixte.

Laënnec (1826), à la Charité. Saignée et tartre stibié.	3,5
Louis (1828). Même traitement.	15
Andral (Charité). Même traitement.	23
Rasori. Saignée et tartre stibié. Hôpital militaire.	14
Même traitement. Hôpital civil.	22
Lebert (Zurich). Traitement de Laënnec.	0
Grisolle. Saignée et tartre stibié.	10
Saignée et oxyde blanc d'antimoine.	23

Traitement par le tartre stibié employé seul.

Laënnec (1826).	3
Rasori (Milan).	10
Dielt (Vienne, 1849).	20,7
Bang (Copenhague).	3
Routh (Londres, 1855). Statistiques comparées.	13 à 20

Traitements par des moyens variés. Exclusion de la saignée.

Bennet (Édimbourg). Alimentation et toniques (1857). 65 cas, 3 morts.	4,6
De 1856 à 1862, 105 cas, 3 morts.	2,8
De 1856 à 1864, 550 cas, 71 morts.	13

	Mortalité p. 100.
Magnus Huss (Stockholm). De 1848 à 1855, tartre stibié et calomel.	13,77
Baumgartner et Warrentran. Chloroforme en inspirations.	10
Vogt (Berne). Vératrine.	10,18
Klingel (1863). Compare la defervescence de la pneumonie traitée par l'expectation (7ᵉ et 9ᵉ jour) et traitée par la vératrine (5ᵉ et 6ᵉ jour).	
Béhier. Alcool.	8,20

Eclectisme.

Brandes (Copenhague, 1858). Pendant deux années même traitement, résultat bien différent.	5 31
Roy de Lyon (1842-1852). Oxyde blanc d'antimoine; sangsues.	10
Raimann de Vienne (1854). Expectation. Saignée rarement.	23,4
Grisolle (1865). Tartre stibié, ventouses scarifiées, révulsifs, saignée.	5,5

Traitement par l'expectation.

Skoda (Vienne, 1843-1846).	13,7
Dielt (Vienne, 1849).	7,4
Brera (Italie).	14
Teissier (Paris, 1850). Homœopathe.	7
Timbart (Paris, 1850). Homœopathe.	7,7
Grandmottet (Paris, 1852). Homœopathe.	12,5
Dielt (Vienne, 1852).	9,2
Dworzak (Ofen en Hongrie, 1852).	23,2

	Mortalité p. 100.
Magnus Huss (1) (Stockholm, 1852).	6,5
Magnus Huss (1848-1855).	13,77
Laboulbène (Paris, 1852). 5 cas.	0
Schmidt (Hollande, 1851-1854).	23,2
Routh (Londres, 1855). Comparaison des statistiques.	7 à 12
Metcalfe (New-York, 1855).	0
Bordes (Amsterdam, 1855).	23,3
Peyraud (Lyon).	15
Marrotte (Paris, 1855). 10 cas, 1 saignée.	0
Wunderlich (Leipzig, 1856).	23,4
Dielt (Vienne, 1854). Document officiel.	20,7
Mittchell (Hôpital de Vienne de 1847 à 1856). 1,000 cas d'expectation.	14
Bourgeois, d'Estampes (1860).	10
Barthez (Paris, 1862). Enfants. Un sixième des malades traités un peu activement.	0,94
Santiard (Paris, 1862). 10 cas.	10

Il est facile de voir, d'après ces statistiques, que les mêmes moyens de traitement, appliqués par différents auteurs, ont produit des résultats bien opposés. Il est impossible d'en tirer une conclusion thérapeutique absolue et de déterminer quel est le meilleur traitement à employer dans la pneumonie. Les conditions dans lesquelles les différents auteurs ont fait leurs expérimentations sont trop dissemblables pour

(1) Magnus Huss observa l'expectation pour les malades compris dans sa statistique, mais il fait remarquer qu'un grand nombre d'entre eux avaient été déjà traités par la saignée avant leur entrée à l'hôpital.

qu'on puisse comparer les résultats obtenus. Du reste, il est à regretter que la plupart de ces auteurs, trop sobres de détails, aient négligé de nous faire connaître certaines conditions importantes à savoir, pour que nous puissions être fixés sur la valeur exacte des traitements employés. Ainsi, les Allemands et les Anglais ne nous donnent aucun renseignement sur les résultats de l'expectation suivant les différentes formes de la pneumonie, suivant la constitution, le tempérament, les habitudes des malades, suivant la constitution médicale.

L'influence de ces conditions est considérable et peut faire changer complétement le résultat d'une médication. J'en donnerai pour exemple les statistiques de Brandes, de Copenhague, qui, pendant deux années différentes, en se servant du même traitement, perdit d'abord 5 malades sur 100, puis 31 sur 100.

Les documents les plus importants qui aient paru en Allemagne, sur l'expectation dans la pneumonie, sont dus à Skoda, de Vienne, et à son élève Dielt. Les travaux de ces auteurs eurent un grand retentissement et amenèrent en Allemagne, dans le nord de l'Europe, et par contre-coup en France, une réaction contre les moyens de traitement mis en usage jusqu'alors dans les phlegmasies.

Skoda, qui avait graduellement abandonné les traitements énergiques dans la pneumonie et qui, depuis 1843, soignait ses malades par l'expectation, est revenu à d'autres idées vingt ans plus tard et déclara en 1863, que la mortalité dans la pneumonie ne dépend pas de la saignée, mais d'une cause inconnue;

que la saignée n'empêche pas généralement le malade de mourir, mais qu'elle a réussi quelquefois à le sauver. Du reste, d'après sa statistique, la mortalité fut avec l'expectation de $\frac{13.7}{100}$. Elle est supérieure à la mortalité signalée dans la statistique de Bouillaud, $\frac{11}{100}$. Balfour vante les résultats de Skoda en les comparant à ceux de l'hôpital d'Édimbourg où la mortalité s'élevait à $\frac{39.5}{100}$. Cette proportion considérable fait supposer l'existence d'une cause spéciale, l'alcoolisme probablement, qui expliquerait le peu de succés de la saignée.

Les résultats que Dielt avança en 1849 semblaient tellement concluants que la cause de l'expectation paraissait gagnée. L'auteur rendait compte, en effet, d'expériences comparatives sur l'emploi de la saignée, de l'émétique et de l'expectation. La mortalité avec les deux premiers traitements avait été de $\frac{20.7}{100}$, avec l'expectation, de $\frac{7.4}{100}$. Dielt ne donne pas à ce sujet des détails suffisants pour expliquer dans quels cas il a mis en usage ces différents moyens de traitement. Il semble avoir employé les émissions sanguines au hasard, tout au plus à titre de calmant. Les déductions qu'il tire de ses expérimentations paraissent prouver que les cas dans lesquels il a employé la saignée n'étaient pas des plus simples ou bien il faut admettre que ses théories sont très-hasardées. Ainsi, il avance que la saignée favorise l'extension de la phlegmasie, de même que le passage du second au troisième degré; que les émissions sanguines produisent souvent des sueurs, des accidents nerveux et des complications, qu'elles retardent la convalescence. Dielt a l'air de penser que le malade meurt des effets de la saignée plutôt que de sa pneumonie.

Dans son second travail, trois ans plus tard, Dielt présenta une statistique basée sur un nombre très-considérable de cas. Il en réunit 750 de 1847 à 1850, tous traités par l'expectation. Il avance pour la mortalité, la proportion de $\frac{9,2}{100}$.

Ces chiffres, si éloquents qu'ils paraissent, ne sont pas à l'abri de toute critique. En effet, nous trouvons une différence considérable si nous les rapprochons des chiffres signalés par Mittchell, d'après les statistiques de l'hôpital de Vienne : de 1847 à 1856, la mortalité est indiquée par la proportion $\frac{14}{100}$. En ne tenant compte que des cas dans lesquels on employa l'expectation, Mittchel en signale un millier, la mortalité fut de $\frac{24}{100}$. En 1849, la mortalité fut : dans le service spécial des maladies de poitrine, où l'on employait l'expectation, de $\frac{14}{100}$; dans les autres services, de $\frac{21 \text{ à } 30}{100}$. Nous sommes bien loin du chiffre de Dielt.

Les documents officiels nous donnent pour la mortalité des années suivantes, en indiquant l'emploi très-rare de la saignée seulement dans les cas de dyspnée intense et de cyanose :

	Mortalité pour 100.
En 1854	20,7
1855	31,2
1856	19,32
1857	22,17
1858	23,75
1859	25,1

Ces proportions s'éloignent complétement de celles de Dielt. Le succès de la méthode expectante n'a donc pas été de longue durée à Vienne. Du reste, nous avons vu que l'examen de ces statistiques a considérablement refroidi, sur le compte de l'expectation, le professeur Skoda lui-même, le promoteur de cette méthode.

Les travaux de Dielt provoquèrent de nouvelles recherches sur le même sujet. En Allemagne, en Hollande, en Suède, plusieurs auteurs s'élevèrent également contre l'emploi de la saignée.

Dworzak, à Ofen (1652), avance quela pneumonie, amenant une consomption de l'organisme, ne doit pas être traitée par la saignée qui ne peut que favoriser cette fâcheuse influence. Il partage les idées de Dielt et admet que la saignée achève l'infiltration d'un lobe pulmonaire, que le soulagement qu'elle peut produire n'est que passager. Les statistiques que l'auteur avance ne sont cependant pas favorables à l'expectation. Car le résultat que donna l'emploi de cette méthode fut une mortalité de $\frac{23,2}{100}$.

Niemeyer, de Prague (1854), soutient avec Dielt que la rémission se fait beaucoup plus rapidement quand on n'emploie pas la saignée; que ce moyen ne doit être mis en usage que dans les cas de suffocation imminente.

Max Wittich (1850) nie également les effets dérivatifs et résolutifs de la saignée, mais il ne conclut pas en faveur de l'expectation et vante l'emploi du calomel à haute dose pour détruire la plasticité du sang, combattre la congestion et favoriser la résolution de l'exsudat.

Hollander, de Stockholm (1852), repousse encore la saignée, mais préconise le tartre stibié, le mercure et la térébenthine.

Magnus Huss (Stockholm), se basant sur des observations consciencieuses, ne se montre partisan de l'expectation que dans certains cas. Les résultats qu'il a obtenus avec l'expectation et avec la saignée ont été à peu près les mêmes au point de vue de la mortalité. Cependant la durée de la maladie avait paru plus longue quand on avait employé la saignée. L'auteur déclare néanmoins que les émissions sanguines sont utiles au début de la pneumonie, mais qu'elles peuvent être nuisibles dans la deuxième période de la maladie.

Malmsten (Stockholm) partage les mêmes idées.

Malin, Bernhardi, Mulher (Riga), Crisp (Londres) (1851), se déclarent partisans de la saignée dans la première période de la pneumonie. Ils avancent qu'on rend possibles les affections secondaires et les maladies chroniques en ne saignant pas les pneumoniques, et Malin prétend même que Dielt a avancé le contraire sans le prouver, car on ne peut savoir ce que sont devenus ses malades après leur sortie de l'hôpital.

Le professeur Raimann, de Vienne (1854), se déclare également partisan de la saignée dans certains cas. Il emploie rarement cette médication, mais en a toujours obtenu d'excellents effets.

Œttingen, à Varsovie (1852), avance que les malades de Dielt présentaient une forme de pneumonie asthénique qui contre-indiquait les émissions sanguines et que les succès de cet auteur doivent s'expliquer de cette manière.

Schmidt (1854) et Bordes (1855) en Hollande, encouragés par les succès de Dielt, essayèrent l'expectation, mais les résultats qu'ils obtinrent ne furent pas favorables à l'emploi de cette méthode.

Ils eurent une mortalité de $\frac{23,2}{100}$.

Gobée, autre Hollandais, se montra hostile à la méthode de Dielt.

Il considérait la saignée comme fort utile au début de la pneumonie.

Fusch, à Gœttingen (1856), se déclara très-partisan de la saignée, excepté chez les enfants, les vieillards, les sujets débiles et les ivrognes.

Vogt, à Berne (1856), avança que la saignée, diminuant rapidement la congestion pulmonaire, était fort utile au début de la pneumonie.

Wunderlich, de Leipzig, présenta, en 1856, le résultat de ses observations.

Il conclut que la saignée est utile et il en voit la justification dans les hémorrhagies spontanées qui surviennent comme crises.

Ses statistiques sont à l'avantage du traitement antiphlogistique.

La mortalité dans ce cas fut de $\frac{6,6}{100}$, elle monta à $\frac{23,4}{100}$ avec l'expectation. Wunderlich déclare qu'après la saignée, faite de bonne heure, les cas graves et moyens se trouvent dans des conditions aussi favorables que les cas les plus légers abandonnés à l'expectation.

Brandes, de Copenhague, attaquant en 1858 les théories de Dielt, déclare qu'il est illusoire de considérer les chiffres des statistiques comme pouvant fournir des conclusions d'une rigueur mathématique. Pour le prouver il indique les résultats qu'il a obtenus deux années différentes avec le même traitement.

Il eut comme mortalité $\frac{5}{100}$ et $\frac{31}{100}$, proportions bien éloignées l'une de l'autre.

Geist, à Nuremberg (1860), à propos de la pneumonie des vieillards, admet l'emploi de la saignée et prétend que la vieillesse n'est pas une contre-indication de ce traitement.

Opolzer (1859) soutient aussi la saignée et la regarde comme absolument indispensable dans la première période de la pneumonie, si la dyspnée est intense.

Hirsch, à Kœnigsberg (1860), déclare de son côté que si l'on ne veut pas saigner dans la pneumonie, il est au moins nécessaire d'employer les ventouses scarifiées dans la première période de la maladie.

Le traitement par l'*expectation pure* n'a pas trouvé beaucoup d'écho en Angleterre. Du reste Balfour avait importé la méthode du professeur Skoda qui s'abstenait des antiphlogistiques, mais employait un traitement propre à favoriser, suivant sa théorie, la marche régulière de la maladie. Ainsi, il donnait d'abord du nitre ou du sublimé pour diminuer la plasticité du sang, administrait souvent de l'opium pour calmer la douleur, enfin, il alimentait légèrement ses malades. Bennet perfectionna cette méthode et accentua davantage un traitement tonique, seule médication indiquée dans les phlegmasies, d'après l'auteur.

Bennet, en 1850, admettait l'emploi de la saignée au début de la pneumonie avant la formation de l'exsudat. Il la déclarait formellement contre-indiquée à une période plus avancée de la maladie, parce que cette médication, en débilitant l'économie, empêchait l'exsudat de se transformer en cellules, transformation nécessaire pour son élimination. Cette théorie n'est pas très-claire, on ne comprend pas trop la transformation dont veut parler Bennet. Veut-il dire que l'exsudat doit se transformer en pus pour être éliminé ou veut-il parler des phénomènes de régression de ses éléments?

En 1857, Bennet présenta une statistique des cas traités par sa méthode. La mortalité était représentée par la proportion $\frac{4,6}{100}$.

En 1862, il présenta une nouvelle statistique des cas traités depuis 1856. Il signala pour la mortalité la faible proportion de $\frac{2,8}{100}$.

Enfin en 1864, il avance une autre statistique comprenant les cas traités depuis 1856 et donne pour la mortalité le chiffre de $\frac{13}{100}$.

En comparant ces statistiques, on voit que dans les deux dernières années le contingent des pneumonies avait dû être quatre fois plus considérable que dans les six années précédentes et la mortalité dans des proportions bien supérieures. Ce qui tendrait à prouver que l'abstention des antiphlogistiques n'a pas eu un succès beaucoup plus long en Écosse qu'en Allemagne.

Les statistiques de Bennet sont muettes au sujet des formes de pneumonie que l'on observa; au sujet du tempérament, des habitudes des malades. Elles manquent de précision et nous laissent ignorer un grand nombre de détails qui nous auraient éclairés sur la valeur exacte de l'expectation.

Un certain nombre de médecins en Angleterre adoptèrent les principes de Bennet.

Routh (1855) s'éleva contre la saignée et contre la diète rigoureuse. Il recommande le calomel, les révulsifs, l'alimentation et les toniques, voire même l'huile de foie de morue si la convalescence est tardive.

Easton (1858), s'éleva également contre la saignée, mais il attaqua les principes exclusifs de Bennet. Il déclare que les émissions sanguines sont actuellement contre-indiquées dans les grandes villes, en Angleterre, parce que la pneumonie revêt une forme asthénique, mais qu'à la campagne la saignée peut être employée avec avantage.

Alison (1) et Gairdner (2) prétendent encore que si la saignée est moins employée qu'autrefois, c'est que la constitution médicale ayant changé, les indications de ce traitement se rencontrent moins souvent.

L'Américain Lawson (1860) combattit l'expectation systématique et déclara qu'on devait varier la méthode selon l'état du malade et selon les circonstances.

Nous avons vu qu'en France, l'expectation systématique avait trouvé peu de partisans, à part les homœopathes dont les statistiques indiquent une mortalité à peu près égale à celle de Dielt. Elle varie de 7/100 à 14/100.

Laboulbène (1852) conclut de ses recherches sur l'expectation, qu'il n'y a pas lieu de croire à un traitement invariable qui serait toujours l'expectation ou une autre méthode exclusive. La constitution médicale ou l'état des organes doit faire modifier le traitement pour l'approprier à chaque cas particulier.

(1) Alison. Edinburgh medic. journ. 1856.
(2) Gaidner. Clinical medicine. Edinburgh, 1856.

Marrotte (1855) indique certaines formes de pneumonie bénigne, qu'il désigne sous le nom de fièvre synoque péripneumonique, comme guérissant toujours d'elles-mêmes et devant être traitées par l'expectation. Il explique de la sorte les succès des homœopathes.

Aran (1857), considérait la saignée comme utile chez les sujets vigoureux.

Beau (1859) énumère les dangers de la saignée et n'en conseille l'usage que le moins possible. « Il faut « prendre en considération l'état des forces ou plutôt « du sang, » pour instituer une médication.

Bourgeois, d'Étampes (1860), donne une statistique favorable à l'expectation. Il attaque la saignée, prétendant qu'elle n'est en aucune façon antiphlogistique et qu'elle amène forcément l'anémie.

Hamon, de Fresnay-sur-Oise (1868), repousse la saignée, qu'il remplace par les alcalins, dont l'emploi lui paraît avoir les avantages des émissions sanguines, sans en avoir les inconvénients. Il se rapproche, en ce point, de la méthode anglaise.

Grisolle (1844) s'est élevé énergiquement contre l'expectation. Les expériences comparatives qu'il avait entreprises en 1840, sur l'expectation et la saignée, donnèrent des résultats favorables à cette dernière médication.

Grisolle observa, qu'avec l'expectation, la douleur persistait très-longtemps, tandis que la saignée la faisait disparaître d'ordinaire rapidement; que la fièvre cédait plus tard, que les phénomènes locaux ne commençaient à décroître que plusieurs jours après la fièvre, enfin que la convalescence était plus tardive avec l'expectation que sous l'influence des émissions sanguines rationnellement faites. Ces résultats convainquirent l'illustre professeur de l'utilité des traitements actifs dans la pneumonie. Grisolle admet bien l'expectation chez les enfants, d'après les observations de Legendre et de Barthez, mais il condamne l'emploi de cette méthode chez l'adulte et déclare qu'on doit baser sa thérapeutique d'après les indications les plus fréquentes qui réclament, d'après lui, l'emploi des antiphlogistiques et de la saignée en particulier.

Cependant nous voyons, d'après les relevés de Liouville, que le professeur Grisolle, en 1865, avait abandonné en partie l'usage de la saignée, car sur 20 pneumonies franches une seule avait été traitée par ce moyen. Il est vrai que 7 autres malades avaient eu des ventouses scarifiées, mais Grisolle s'était montré autrefois moins avare d'émissions sanguines. Il est probable, comme il le dit dans son Traité de la pneumonie (1864), en voyant la saignée tomber en désuétude, que la constitution médicale avait changé et que les indications des émissions sanguines ne se rencontraient plus aussi souvent que par le passé.

Les documents les plus importants, parus en France, sur l'expectation, ont trait à la pneumonie des enfants.

Legendre (1859) repousse les traitements actifs chez les enfants dans les cas de pneumonie franche, primitive, qui guérissent généralement d'eux-mêmes. La question de traitement n'est pour lui qu'une question de diagnostic. L'auteur, quoique partisan de l'expectation, admet cependant, à l'occasion (note fournie à Charcot. Thèse d'agrégation, 1857), l'émétique, l'ipéca, les révulsifs et les purgatifs.

Barthez (1862) emploie également le moins possible les traitements actifs dans la pneumonie des enfants. Le résultat de ses observations est tout à fait à l'avantage de sa méthode. L'auteur présente une statistique comprenant un très-grand nombre de cas. La mortalité fut de 0,94/100 ou de 1/106. Barthez n'en tire pas une théorie radicale. Il s'exprime en ces termes : Se diriger exclusivement d'après un ensemble de chiffres pour établir une conclusion thérapeutique absolue, ce serait oublier que chaque malade présente une individualité qui exige l'établissement et la solution d'un problème particulier. Ainsi l'on se trouvera bien, parfois, de recourir à une saignée modérée ou bien à un vomitif ou encore à un purgatif suivant les cas. Blache ajoute qu'on obtient encore d'excellents effets avec les antimoniaux et les révulsifs, surtout la teinture d'iode.

Le Dr Molland, élève de Barthez, spécifiait, la même année, les indications de l'expectation dans la pneumonie franche des enfants. Je les ai déjà développées. L'auteur considère la saignée comme très-rarement indiquée chez l'enfant ; il avance que l'expectation doit constituer la règle ordinaire, et cite les cas dans lesquels les traitements légers trouvent leur application.

Le Dr Faure, un autre élève de Barthez, signale encore, en 1866, dans sa thèse, les succès obtenus par l'expectation dans la pneumonie franche des enfants.

En somme, la méthode expectante, appliquée au traitement de la pneumonie des enfants, a toujours produit d'excellents résultats et n'a pas rencontré de contradicteurs.

Les auteurs avaient depuis longtemps signalé ce fait, que les enfants supportaient d'autant moins les médications actives qu'ils étaient plus jeunes. Sydenham (1) ne saignait ni les enfants, ni les vieillards, ni les sujets débiles. Becquerel fournissait, en 1838, une statistique de l'hôpital des Enfants, prouvant que les saignées étaient plus nuisibles qu'utiles. Roccas (1850) a fait ressortir la différence qui existe, au point de vue du pronostic et du traitement, entre la pneumonie franche, primitive, et la pneumonie lobulaire chez l'enfant et chez le vieillard. C'est, du reste, pour n'avoir pas séparé dans leurs statistiques ces deux espèces de maladies, que Rufz et Guérard, d'après Grisolle, ont trouvé des disproportions énormes dans la mortalité de leurs différents relevés (2 guérisons sur 27 cas; et ailleurs, 1 mort sur 40 cas, de 12 à 16 ans). C'est ainsi que Rilliet et Barthez, sur 81 pneumonies observées en 1837, à l'hôpital des Enfants, en signalent 77 qui se sont terminées par la mort; que Becquerel (2) constate 20 morts sur 21 enfants atteints de pneumonie dans le déclin d'une rougeole.

J'ai déjà signalé les succès que Beaudelocque, cité par Chomel (1856), obtint avec l'expectation dans la pneumonie des enfants, ainsi que la pratique de Fusch, de Gœttingen (1856), qui ne saignait jamais les enfants, ni les vieillards, ni les ivrognes, quoiqu'il

(1) Thomas Sydenham. Opera, cap. IV.
(2) Becquerel. Arch. gén. de méd., 3e série, t. IV.

fût très-partisan des émissions sanguines dans la première période de la pneumonie.

Nous avons peu de documents relatifs à l'expectation dans la pneumonie des vieillards. Il s'est trouvé, à toutes les époques, des médecins qui ont proscrit l'usage de la saignée dans le traitement des maladies de l'enfance et de la vieillesse. Je viens de citer Sydenham, Roccas, Fusch, qui rangent les vieillards dans la même catégorie que les enfants, au point de vue des inconvénients des traitements actifs. Je rappellerai la pratique de Pinel, qui, privé du secours de l'auscultation, et frappé des signes de prostration que présentaient presque tous ses malades de la Salpêtrière, les soumettait à un traitement tonique. Je citerai encore Vincent Röderer, à Weissembourg (1843), qui s'éleva contre l'emploi de la saignée chez le vieillard, et recommanda le tartre stibié associé à l'opium.

D'autres auteurs, au contraire, ne considèrent pas la vieillesse comme contre-indiquant la saignée. Je citerai Morgagni (1) qui tirait du sang à des nonagénaires ; Pruss (2) qui ne craignait pas d'appliquer à la pneumonie des vieillards la méthode des saignées à haute dose, et qui prétend avoir obtenu une diminution notable de la mortalité à la Salpêtrière et à Bicêtre ; Geist, de Nuremberg (1860), qui n'admet pas que l'on recule devant la saignée chez les personnes âgées ; Grisolle, enfin, qui déclare que « l'âge des malades ne peut être une contre-indication absolue à

(1) Morgagni, 20e lettre, § 22.

(2) Pruss. Mém. Acad. de méd. t. VIII, p. 13. — Compendium de médecine, t. VII, p. 128.

l'emploi de la saignée. » Il ajoute pourtant : « Cette considération doit seulement engager le médecin à moins les prodiguer » (1).

Il nous manque, pour formuler une conclusion quelconque, au sujet de l'expectation dans la pneumonie des vieillards, des statistiques basées sur des observations méthodiques. Nous trouvons bien dans le relevé de Dielt (1852), 51 malades de 60 à 70 ans et 22 de 70 à 80 ans, mais l'auteur donne ses résultats en bloc et ne nous fait pas connaître la mortalité propre à la vieillesse. Aucune des statistiques publiées jusqu'ici ne nous donne des renseignements précis à cet égard.

(1) Grisolle. Traité de la pneumonie, 1864, p. 573.

CHAPITRE IV.

CONCLUSIONS.

La méthode expectante appliquée au traitement de la pneumonie franche, primitive, chez les enfants, a toujours donné d'excellents résultats, d'après les observations nombreuses qui ont été présentées à ce sujet (Legendre, Barthez, etc.)

Elle n'a pas été suffisamment étudiée chez le vieillard, pour qu'on puisse en tirer une conclusion.

Chez l'adulte, malgré les nombreuses observations qui ont été publiées, l'expectation n'a pas donné des résultats bien précis. Elle a d'abord réussi, d'une manière inattendue, entre les mains de Skoda, de Dielt et de Bennet; elle n'a pas paru aussi avantageuse à d'autres, tels que Wunderlich, Bordes, Schmidt, etc. Elle a même échoué, après avoir d'abord réussi, entre les mains de Dielt, son plus ardent défenseur.

Il est à regretter que l'on n'ait pas de détails plus circonstanciés sur les cas qui ont été soumis à l'observation de cette méthode, ainsi que je l'ai déjà fait ressortir. On saurait ainsi dans quelles conditions l'expectation réussit et dans quels cas elle n'a pas produit de bons résultats. Il est évident que les tempéraments, les habitudes des sujets, les diverses formes de la pneumonie, la constitution médicale, ont une grande influence sur la marche de la maladie, et que ces conditions différentes ne se prêtent pas de la même manière à l'application d'une même méthode de traitement.

La méthode des émissions sanguines, quoique fort attaquée, conserve encore sa valeur, mais ses indications sont plus bornées et plus rares qu'autrefois. Il est probable que la constitution médicale n'est plus la même, comme l'ont avancé Muller, de Riga (1851), Œttingen, de Varsovie (1852), Alison (1856), Easton, (1858) et Gairdner (1862), d'Édimbourg, l'Américain Lawson (1860), Grisolle (1864). Du reste, on avait déjà signalé des espèces de pneumonie incompatibles avec la saignée pendant certaines constitutions épidémiques : Sydenham l'avait remarqué au XVIIe siècle (1); Huxham avait fait la même observation en 1746 (2); Grisolle rapporte des faits du même genre qu'il avait remarqués dans l'épidémie de grippe de 1837, à Paris (3).

Quant aux autres méthodes de traitement employées dans la pneumonie, elles ont été peu attaquées, sauf l'usage du tartre stibié à haute dose. Un grand nombre d'observateurs ont obtenu de bons résultats par l'emploi de la digitale, de la vératrine, des antimoniaux à dose modérée, du calomel, de l'alcool, etc. D'après les partisans de l'expectation, les succès de ces différentes médications seraient illusoires, on aurait attribué au médicament l'effet de la marche naturelle de l'affection. Cela prouve au moins que ces médications n'ont pas nui aux malades. Cependant il est parfaitement démontré qu'elles ont un effet précis au point de vue de certains symptômes, elles doivent donc conserver leurs indications spéciales.

(1) Toux épidémique de l'an 1675. Œuvres de médecine pratique, édit. de Baumes, t. I, p. 292.

(2) Essai sur les fièvres, p. 229.

(3) Traité de la pneumonie, 1864, p. 575.

D'après les résultats obtenus par l'observation de la méthode expectante, je crois qu'on peut poser, comme il suit, les indications de l'*expectation pure* dans la pneumonie franche.

I. *Au point de vue de l'âge et de la constitution des sujets :*

1° Chez les enfants, dans la grande majorité des cas ;

2° Chez les adultes et chez les vieillards, lorsque les malades ne sont pas assez forts pour résister facilement aux moyens antiphlogistiques énergiques, sans être cependant débilités au point de ne pouvoir supporter sans danger le régime spoliateur de l'expectation rigoureuse ;

3° Lorsque le tempérament ou la diathèse du sujet ne présentent pas d'indications spéciales.

II. *Au point de vue des symptômes et de la forme de la maladie :*

1° Lorsque l'affection se présente avec des symptômes bénins, c'est-à-dire lorsque la douleur n'est pas violente et ne persiste pas, lorsque la dyspnée n'est pas intense et que l'éréthisme fébrile ne dépasse pas les limites ordinaires ;

2° Lorsque la maladie est exempte de complications et ne s'écarte pas de sa marche habituelle ;

3° Lorsque la forme de la pneumonie ne présente pas d'indications spéciales (pneumonies bilieuse, typhoïde, ataxique ou adynamique, périodique, etc.).

En somme, l'expectation absolue, qui représente, ainsi que je l'ai déjà fait ressortir, un traitement antiphlogistique peu rapide dans ses effets et d'une énergie proportionnelle à sa durée, aura son indication dans un certain nombre de cas. Parfois il sera nécessaire d'employer une médication antiphlogistique plus active et surtout plus prompte dans ses effets; parfois, au contraire, on devra recourir à des médications d'un autre ordre, aux toniques, par exemple, comme l'a fait Bennet.

Il n'entre pas dans mon sujet de déterminer quelles médications devront être employées suivant les différents cas. Les indications à remplir sont : de soulager les malades lorsque leur état devient pénible, d'empêcher l'affection de s'écarter de sa marche normale et de combattre les complications qui peuvent se présenter. Ces indications varient suivant l'âge, le tempérament, les habitudes du sujet, suivant la constitution médicale, le climat, les saisons, suivant la forme de la pneumonie.

Chaque cas particulier représente un problème différent, dont la solution doit être également variée.

En résumé, l'on peut établir que la pneumonie franche, primitive, suit un cours invariable et tend à se terminer spontanément par la guérison, dans les cas ordinaires.

Les moyens thérapeutiques n'ont pas une influence sensible sur la marche naturelle de cette affection, mais leur action est manifeste sur la plupart des symptômes qui peuvent devenir pénibles ou même dangereux pour le malade.

Par conséquent, la pneumonie, comme toutes les maladies qui ne tombent pas sous l'application d'une médication spécifique, doit être traitée suivant les symptômes qui se présentent. On ne peut admettre pour tous les cas l'emploi d'un seul mode de traitement ni l'exclusion systématique d'une médication.

L'expectation est indiquée dans un certain nombre de cas, mais il est absolument illogique d'en faire une méthode générale de traitement.

TABLE DES MATIÈRES

Paris. A. PARENT, imprimeur de la Faculté de Médecine, rue M^r-le-Prince, 31.

www.ingramcontent.com/pod-product-compliance
Ingram Content Group UK Ltd.
Pitfield, Milton Keynes, MK11 3LW, UK
UKHW020300220726
13923UKWH00002B/978